「助けて」が言えない

SOSを出さない人に支援者は何ができるか

松本俊彦 編

日本評論社

はじめに

近年、子どもの自殺予防において、「援助希求能力を高める」とか、「ＳＯＳの出し方を教育する」といったスローガンをよく耳にする。

たしかに自殺リスクの高い子どもに共通するのは、援助希求能力の乏しさだ。たとえばある種の自殺ハイリスクな子どもは、リアルな人間に相談したり助けを求めたりする代わりに、カッターナイフの痛みをもってこころの痛みから意識を逸らし、過量服薬によってこころの痛みを麻痺させて、かろうじて現在《いま》を生き延びている。

何も自殺リスクの高い子どもにかぎった話ではない。むしろ援助希求の乏しさは、年代を問わず、そしてまた自殺予防にかぎらずに、依存症支援や虐待防止、犯罪被害者支援、地域精神保健福祉といった、さまざまな領域の支援困難事例に共通する特徴だ。その意味では、人生早期の学校教育においてＳＯＳの出し方を教え、援助希求能力を育むべきだ、という発想自体が必ずしもまちがっているわけではない。

だが、忘れないでほしいのだ。もしもある人の援助希求能力が乏しいとするならば、そこにはそうなるだけの理由がある。その人は、内心、助けを求める気持ちがありつつも、それによって偏見と恥辱的な扱いに曝され、コミュニティから排除され孤立するのを恐れてはいないだろうか。あるいは、成育歴上の逆境的体験のせいで、「世界は危険と悪意に満ちている」「自分には助けてもらうほどの価値はない」「楽になったり幸せになったりしてはいけない」と思い込んではいないだろうか。だとすれば、彼らは援助を求めない。こちらから手を差し伸べても、拒絶されるのは当然だ。それどころか、みずから助けを求めておきながら、突然、翻意して背を向けることさえあるだろう。

そもそも、誰かに助けを求めるという行為は無防備かつ危険であり、時に屈辱的だ。冒頭に述べた、死にたいくらいつらい現在《いま》を生き延びるために、自傷や過量服薬を行っている子どものことを考えてみるとよい。一見、彼らはカッターナイフや処方薬・市販薬に単に依存しているように思えるかもしれないが、実はそうではない。問題の本質は、カッターナイフや化学物質という「物」にのみ依存し、「人」に依存できないこと、より正確にいえば、安心して「人」に依存できないことにあるのだ。

こういうと、「人に依存できないのならば、私に依存しなさい。なんなら共依存でもいい」と申し出る、おせっかいな支援者がいるかもしれないが、それはとんだお門違いだ。安心して「人」に依存できない人たちは、「この人、私のことをはじめて理解してくれた」と思わず感激するような依存対象と出会った瞬間に、「この人を失望させたくない、嫌われたくない」という不安から「バッド・ニュース」が口にできなくなり、相手が喜びそうな「グッド・ニュース」ばかりを話すようになる。つまり、本音がいえなくなるのだ。

あるいは、「この人も私を裏切ったり、見捨てたり、突然、豹変して怒りだしたりするのではないか」

という恐怖から、相手を試し、振り回し、しがみつく。その結果、疲弊した相手は去ってしまうのだ。まさに、「石橋を叩いて渡る」ならぬ、「石橋を叩いて壊す」である。

本書は、臨床現場で遭遇するであろう、さまざまな援助希求能力の乏しい人々、そしてそれゆえに支援者を悩ませ、苛立たせる人々をとりあげ、その理解や対応のヒントを集めたものである。もともとは、日本評論社の定期刊行誌『こころの科学』の特別企画(二〇二号、二〇一八年一一月)として編まれて刊行され、編者である私自身、その予想外の好評に驚いていた。そのようなところに、同誌編集長の木谷陽平氏から書籍化の提案を受けたのだ。そこで、議論を多角的に掘り下げるべく、項目を増やし、座談会を追加した。結果的に、雑誌の特別企画として刊行された時点をはるかにしのぐ深度まで釣り糸を垂らすことに成功したと、勝手に自負している。

各分野第一線にいる支援者の経験と知恵を多くの読者に共有していただけることを、こころより願っている。

松本俊彦

本書は、「こころの科学」二〇二号（二〇一八年二月号）特別企画「「助けて」が言えない——援助と援助希求」を増補のうえ書籍化したものです。

I

助けを求められない心理

1

「医者にかかりたくない」「薬を飲みたくない」

――治療・支援を拒む心理をサポートする

佐藤さやか　国立精神・神経医療研究センター精神保健研究所／臨床心理学

一五年あまり精神科医療の現場にいると、「治療中断」や「拒薬／怠薬」という言葉にすっかり慣れてしまう。これらの言葉の背景にあるのは、「診察を嫌がったり、薬を飲まなかったりするのは、手のかかる困った人」という支援者側の認識である。

しかし、こうした行動があるのは精神科医療の当事者ばかりではない。

すでによく知られていることだが、アドヒアランスを取り巻く課題は慢性疾患全般に当てはまる。世界保健機関（WHO）は長期にわたる治療へのアドヒアランスを「医療保健ケアの提供者の勧めに同意して、服薬したり、ダイエットをしたり、かつ／もしくは生活スタイルの変容を達成する、といった人々の行動の度合い」と定義している（薬に関する行動だけではなく、医師をはじめとする専門職の推奨するヘルスケア行動全般を対象としていることに留意したい）。そして、ぜんそく、緩和ケア段階のがん、うつや双極性障害、糖尿病、てんかん、HIV、高血圧など、多くの疾患でアドヒアランスが完全には満たされていない状態が生じていることを報告している。[1]

さらにいえば、医療機関の受診や服薬をできるだけ避けたいという感覚は、病気や障害をもつ人だけに限ったものではない。わが国を含む東アジアの国々はもともと補完代替医療（Complementary and Alternative Medicine：CAM）に親和性が高く、とくに慢性的な不調を感じている人がそれを選択しがちであることが指摘されている。[2、3] また、「医薬品および医療に関する意識調査 結果報告書」によれば、国の人口推計をもとに性や年代比を調整した一五〇〇人を対象とした調査で、「普段、あなたは、風邪ぎみや腹痛等のような体の変調を覚えた時、最初にどうしますか」との設問に、「休養をとったり、栄養のあるものを食べたり、体を動かしたり（運動）して様子をみる」と回答した人が五〇％、「まず市販の薬（一般用医薬品）を使い、様子をみる」と回答した人が四〇％だったのに対し、「とにかく医者に行き、診察を受け、薬をもらう」と回答した人は九％に過ぎなかった。[4] つまり、「医者にかかりたくない」「薬を飲みたくない」心理は、私たちの多くがもちうるものなのである。

「医者にかかりたくない」──「薬を飲みたくない」理由

医者の診察や服薬を忌避する理由には、その人の置かれた状況や疾患にかかわらず共通するものもあれば（経済的な負担、医療機関・薬局へのアクセシビリティ、薬剤が多く服薬方法が複雑であること、副作用への懸念など)、疾患特有の背景もある。

精神疾患特有の課題として、「当事者が薬物療法の効果や利益を感じづらい」「当事者と周囲の人とで『よい』状態についての認識がずれる」ことがしばしば起こる点があるように思う。

ウェイドらは、当事者の抗精神病薬に対するアドヒアランスに関する二一の論文についてシステマティックレビューを行っている。[5] そのなかで、コンプライアンスが満たされない理由として「薬物療法の効果(に対する認識)」「薬物療法に対する信念」「他者との関係性」「スティグマ(偏見)」を挙げている。

このうち「薬物療法の効果(に対する認識)」について、取り上げられた文献の一つでは、コンプライアンスを満たしていない(ここでは「医師の処方通りに服薬していない」ことを意味する)当事者のほぼ半数(四九%)が、その理由として「薬の効果が感じられないから」と回答している。[6]

「薬物療法に対する信念」は、「薬を飲まなくても(病気が)よくなっている」「(薬を飲まなくても)仕事や社会生活をうまくやれる」といったいわゆる「薬の飲み心地」に関するものから、「私の病気は神が授けたもので、薬物療法はそうではない」「薬物療法は霊的な人生(spiritual life)において私が成長することを邪魔する」といった精神性にかかわるものまで幅広い。

「他者との関係性」については、周囲からのサポートが欠けている時、服薬に関するプレッシャーがある時、処方内容や家族に怒りを感じた時、不快感を抱かせる態度や行動が支援者にあった時に、コンプライアンスが満たされない状態が生じると指摘されている。これらは前述の二項目の帰結として顕在化するものとも考えられる。家族や支援者が薬物療法を望ましいと考えサポートしているなかで、当事者が薬を飲むのをやめてしまうことや、彼らにとってのよい状態（集中できる、体がよく動く、思ったように話せる、働けるなど）が周囲の人にとっては悪化や再発の予兆のように受け取られることは、臨床の場ではよくみられることである。こうした当事者の行動に対する周囲の失望や、両者の「よい」状態に対する認識のずれによって関係性が悪化し、それがまたアドヒアランスに影響するという悪循環が想像できる。「スティグマ（偏見）」は当事者の四〜四八％が経験しており、良好なアドヒアランスへの障害としてこれがもっとも多く挙げられているとする文献もある。[7]「注射をやめることによって自分が"mad"ではないことを証明しようとした」「服薬に伴う自分でコントロールできない四肢の震えは、自分が精神科の患者であるという周りの人へのシグナルだ」といった陳述からは、当事者のなかで精神科の治療を受けることや服薬することと「自分は普通ではない」という認知とが分かちがたく結びついていることが感じられる。また、こうしたセルフ・スティグマだけでなく、「薬のせいで病気が悪くなっている」というような周囲の人のスティグマからくる言動や助言により、当事者が服薬をやめてしまうことも報告されている。[8]

「医者にかかりたくない」——「薬を飲みたくない」心理へのサポート

1 当事者に働きかける

アルトゥングは精神病圏や双極性障害をもつ人の服薬アドヒアランスを向上させることを目的とした介入の効果についてシステマティックレビューを行い、精神病圏について二〇の論文を分析している。[9]

このなかで、家族介入、電子機器によるモニタリングなどテクノロジーを用いた介入、アドヒアランスへの介入と持効性抗精神病薬による薬物療法の組み合わせ、薬剤師主導の介入、compliance therapyやadherence therapyと呼ばれる複合的なプログラムの効果について検討している。結果は、家族介入とテクノロジーを用いた介入に低いエビデンスが認められただけで、ほかの介入については情報が不足している、というものであった。

わが国でも一九九〇年代以降、心理教育、ソーシャルスキルトレーニング、Illness Management and Recoveryなどの精神科リハビリテーション領域の支援プログラムが次々に導入されているが、国内でアドヒアランスへの直接的な効果を確かめた取り組みはほとんどみられない。

単一の研究でみれば「効果があった」と結論づけることができたプログラムがシステマティックレビューではエビデンスが確認できない、また海外の研究では認められたプログラムの効果が国内で再現されない、こうしたことが起こるのはなぜか？ その理由として、プログラムが実施される支援環境がそれぞれの研究や国によって異なる可能性が考えられる。

2―支援環境を整える

①アウトリーチでの支援

藤田らは、Assertive Community Treatment（ACT）チームを拠点とした自身の臨床活動について紹介している[10]。そのなかで、リハビリテーションや環境調整を薬物療法と同等の支援と位置づけて、生活の場でタイムリーに提供することを「薬物に頼らない広い意味での薬物療法」であると述べている。また、こうした取り組みによって、最初はまったくアウトリーチ支援に反応がなかった当事者が年単位で少しずつ変わっていくさまを描写している。

ケースの一つでは、訪問が始まって間もない頃に医師側から「薬自体をまったく飲みたくないのか、なかには飲める薬があるのか」と確認し、「不安が強いから頓服は飲みたいが精神科の薬は飲みたくない」との当事者の希望に合わせて処方を調整したこと、しばらく経った後、不安感のために生活に支障が生じているとは思えないとの判断から、さらに医師側から提案して屯用の抗不安薬の処方を中止したエピソードが語られている。そして「大胆な減薬だと感じる医師もおられるだろう。(中略)筆者からすれば当事者が希望しないことを説得することのほうがよほど大変だと感じる。また仮に体調が不安定になっても、回復のために必要な事柄をチームの側だけで丸抱えはしない。その責任は当事者にもとってもらうし、自分が決めたからこそ処方通りに飲めるという側面もある。こうした薬物調整は、頻回に当事者と接点をもてる訪問支援だからこそできるものである」と述べている。

前述のアルトゥングのレビューで取り上げられているアドヒアランスへの介入方法は、こうした支援環境で実施されることによって、より効果が発揮される可能性がある。

②急性期や発症早期における支援

デイらは、急性期で入院中の統合失調症と統合失調感情障害をもつ人を対象とした研究で、「入院中の経験」が「病識」および「スタッフとの治療関係」と中程度の相関があり、これら二つの変数が「治療への態度」に直接影響を与えていること、これに対して「薬物療法に対する知識」や「薬の副作用」は影響を与えていなかったことを明らかにしている。この結果から、当事者の感じる入院中の抑圧経験を減らし、臨床家（とくに処方を行う医師）と良好な関係性を築くことは、そのほかの指標よりものちの「治療への態度」やコンプライアンスにとって重要であると指摘している。[11]

デハーンらは、アドヒアランスに関するリスクファクターを同定するため、一六〜二八歳の初発の統合失調症とその関連疾患をもつ人を対象に前向きの追跡調査を行った。この結果、五年後のアドヒアランスの度合いと有意に関連していたのは、自記式質問紙で測定した「敵意と非協調性」および非同意入院の有無であった。また、同時に測定された精神症状、社会的機能、病識の程度などとは有意な関連はなかった。[12]

当事者の「治療への態度」がアドヒアランスに影響を与えていることは、これまでもさまざまな研究で指摘されてきた。[13] 筆者も地域生活支援にかかわるなかで、早い時期に医療関係者や地域の支援者と安心できる関係がもてていたら、もっと有効な支援ができるのに、と感じるケースと出会うことがままある。他方、「治療への態度」が形成される病状が不安定な急性期や発症早期には、目の前の派手な症状を薬でいかに抑えるかということに目を奪われがちなのが、わが国の多くの精神科医療の実情ではないだろうか。たとえば、精神科救急や、精神科急性期治療病棟の入院料を算定している病棟、精神科訪問看護の場で、未来の「治療への態度」に貢献できるような治療やケアがどうしたら提供できるのか、真剣に考えるべき時がきている。

3―家族を支える

足立らは、当事者の親世代の家族とその家族を支えるACT支援者の立場から、家族にとっての薬物療法について報告している。そのなかで、同居する親の意見として「家族側には確実に服薬してほしい気持ちがあり（中略）、服薬の中断や拒否によって引き起こされる混乱した言動への対応、本人の意にそぐわない入院への関与などを家族が体験している場合は、また同じことが起きるのではという心配や不安からなおさらである」との切実な心情が吐露されている。[14] 全国精神保健福祉会連合会（みんなねっと）による大規模調査でも、本人の状態が悪化して危機的な状況になった時「特に苦労や不安はなかった」と答えた家族は全体の八・五％であり、多くの家族がクライシス場面で負担を感じ、恐怖心など家族自身の精神状態・体調に不調が生じたと回答している。[15]

海外のデータをみると、韓国における一一六名の家族を対象とした調査で、当事者のアドヒアランスの程度が、家族のトラウマ体験による心理的な影響の度合いを示す得点に強く関連していることが報告されている。[16]

近年、わが国でも注目されるリカバリー概念の理論的支柱の一人でもあるパトリシア・ディーガンは、自身が経験した精神科での治療を振り返り、自分のリカバリーゴール（当時の彼女のゴールは学校に行くことであった）を達成するために役立ったのは、医師の処方を守って症状をなくすことではなく、症状がありながらもこれに対処するセルフケアスキルを身につけることであった、と語っている。[17] このようなリカバリーストーリーを受けて「自分なりのリカバリーを目指したい、その時に服薬は必須ではないかもしれない」と考える当事者が若年層を中心に増えているように思う。リカバリーにつながる当事者の模索を支えるためには、同時に混乱を経験する可能性のある家族を支え、連携していく必要がある。

今後の展望——変わらなければいけないのは誰か？

リカバリーモデルによる支援の重要性が医療者からも積極的に発信されるようになった昨今、治療や処方内容の判断に、共同意思決定（Shared Decision Making：SDM）の考え方を用いることが推奨されるようになっている。[18] また、精神疾患を含む慢性疾患の領域で、服薬に対する患者の態度やそれに基づく行動を指す用語や概念について、単に医師の指示を遵守することを指していた「コンプライアンス」から、現在よく用いられている「アドヒアランス」を経て、患者と医療者のパートナーシップをより重視した「コンコーダンス」への変化が提唱されている。これらの変化を、精神保健医療福

当事者に求められる態度 （文献20を改変）
医療者の方針に従う行動をとる （コンプライアンス：Compliance）
治療に対して積極的・前向きな考えをもつ （アドヒアランス：Adherence）
自分と医療者の考え（治療方針を含む）が一致するように、考えを尊重しあう （コンコーダンス：Concordance）

図表1-1　精神保健医療福祉システムにおける課題と薬物療法をめぐる変化（私見）

精神保健医療福祉システムにおける課題	薬物療法が目指すもの	医療者に求められる責務
脱施設化／地域移行の促進	急性期における鎮静、回復／維持期においては特に陽性症状の悪化防止	治療方針の決定
地域生活を前提とした支援	地域における病状の悪化や再発の防止	説明と同意
パーソナルリカバリーの重視	復学、就職、結婚など当事者ごとに異なるリカバリーの後押し、支援	共同意思決定（Shared Decision Making：SDM）

祉システムの変遷に合わせ、筆者なりに整理したのが図表1-1である。わが国の現状をみると、おそらくリカバリーやSDMといった単語は専門職に浸透しつつあるが、当事者と医療者が「コンコーダンス」に基づいて治療方針を決めるという体制からはほど遠い、という段階ではないかと思う。

この原稿の執筆を通じて、「医者にかかりたくない」「薬を飲みたくない」心理を支えることは精神保健医療福祉領域で行われるべき支援そのものなのだと改めて気づかされた[19、20]。

精神科医療やリハビリテーションの領域でも、日進月歩でさまざまな臨床技法が開発されている。前述したもの以外にも、動機づけ面接や認知行動療法、認知機能リハビリテーションなどたくさんのプログラムが有効だという情報が支援者の耳に入ってくる。臨床家にとってこうした情報はとても魅力的なものだ。しかし、当事者が急性期を脱したごく一時期に、機関のなかでプログラムを行っておしまい、ということでは、本当に当事者や家族の役立つ支援にはならない。何か新しいプログラムや技法に飛びつく前に、その支援を提供するための土台作りや環境を整えることにわれわれはもっと腐心すべきだ。

変わらなければいけないのは、病院が嫌いで薬を飲まない当事者ではなく、なんとか当事者に薬を飲んでもらおうとつい考えてしまうわれわれ支援者や、そうすることでしか地域支援が成立しないような支援システムのほうなのだ。

（さとう・さやか）

2

「このままじゃまずいけど、変わりたくない」

——迷う人の背中をどう押すか

澤山 透　相模ヶ丘病院／精神医学

このままじゃまずいけど、変わりたくない

「酒をやめたいけど、やめたくない」「リストカットをやめたいけど、やめたくない」「誰かに相談したいけど、話したくない」「助けてほしいけど、放っておいてほしい」などといった「変わりたい、でも変わりたくない」というジレンマの状態は、アンビバレンス（両価性）の現象である。われわれ援助者は、そういったジレンマに陥り、身動きがとれなくなっているクライエントを目の前にすると、「このまま酒を飲んでいたら、死んじゃいますよ」「自分の体を傷つけてはいけません」「あなた一人じゃ解決できないでしょ」といった常識を突きつけたい衝動に駆られる。もちろんそういった常識を突きつけられるだけで素直に従うクライエントも一部いるが、多くのクライエントは、援助者から頭ごなしにそのよう

に言われたら、「酒をやめてまで長生きしようとは思いません」「なんでリストカットしちゃダメなんですか?」「あなたに私の何がわかるんですか!」といったように抵抗するだろう。そうすると援助者は、「否認している」「抵抗している」「手に負えない」などと、クライエント側に問題があると考えてしまいがちになる。

しかしながら、この両価的葛藤を病的状態と解釈し、クライエントの動機、判断力、知識、性格、精神状態に問題があるとするのは安易かもしれない。人が変わっていく過程で両価的葛藤を生じるのは自然なことと思われる。「ダイエットしたいけど、食べたい」「勉強したいけど、面倒くさい」といった葛藤は、われわれも日々体験しているありふれたものである。そして、葛藤している本人も「このままじゃまずい」ということはよくわかっている。ただ第三者からそれを指摘されると抵抗したくなるのである。

本章では、「このままじゃまずいけど、変わりたくない」というクライエントに対する援助の進め方について、述べることとする。

迷う人の背中をどう押すか——援助の進め方

1 まずは正したい衝動を抑える

上記のように、一般にわれわれ援助者は、クライエントが矛盾を含んだ言動を行うと、その矛盾を正したい衝動に駆られる。一方で、人間は本能的に、何をすべきか強制されたり、命令されたりすることに抵抗する。

変化を引き起こす観点からみて、最も好ましからざる状況は、援助者が変化の必要性を提唱し、クライエントがそれに反対して議論となる場合である（上記の例でいうと、援助者が「このまま酒を飲んでいたら、死んじゃいますよ」と断酒の必要性について説明し、それについてクライエントが「酒をやめてまで長生きしようとは思いません」と反論し、さらにその反論に対して援助者が「お酒と自分の命とどっちが大事なんですか！」と反論する）。このような論争は、クライエントの抵抗をより強化する。そして、そのクライエントの抵抗というのは、援助者のアプローチの仕方を変化させることによって、増大したり減少したりする。つまり、援助者がクライエントの矛盾を正そうとすればするほど、クライエントは防衛的になる。

むしろ変化しない権利や自由を認めることによって、変化が可能になることが多い。援助者は常識や意見を押しつけず、クライエントが自分自身で考えるように導いていくことが大切である（クライエントの抵抗は、援助者が対応の仕方を変えたほうがよいというサインである）。

したがって、両価的葛藤に悩んでいるクライエントに対して、援助者が最初にこころがけることは、正したい衝動を抑えて、常識や意見を押しつけないように留意することである（早急なダメ出しはダメ。クライエントとの論争を避ける）。

2―受容・共感的にかかわる

正したい衝動を抑えながら、次に援助者がこころがけることは、クライエントに対して受容・共感的にかかわることである。とくに両価的葛藤の強いクライエントであればあるほど、相手の話を傾聴し、受容・共感的にかかわることが重要になってくる。

受容・共感的にかかわるために必要なことは、クライエントの話を批判したり裁いたりせずに傾聴し、クライエントの考えや感情、置かれている状況を理解しようと努めるとともに、その理解をクライエントに伝えることである。たとえば、クライエントに「もう死にたいです」と言われた時に、「死んじゃだめだよ」とこちらの意見をいきなり押しつけるのではなく、「それくらい追い詰められているんですね」「もうどうしていいのかわからなくなってしまったんですね」などと相手の気持ちを推察しながら理解しようと努め、その理解をクライエントに伝えることが大事である。もちろん、何も言わず、うなずきながら話を聞くことが必要な場合もあるが、目の前のクライエントの発言の裏にはどんな想いがあるのだろうかと推察しながら話を聞き、時にその推察を「ああ、〇〇って感じなんですね」「△△って気持ちもあるんですね」といったように相手に伝えたほうが、クライエントへの関心や受容・共感は伝わりやすく、クライエントは「わかってもらえた」と感じやすい。

そして、クライエントに関心をもって誠実に理解しようとする援助者の姿勢が、信頼関係の構築につながる。相手の考えや感情、価値観を理解し尊重する（同意するということではない）姿勢がないと、良好なクライエント・援助者関係を築くことは難しい。また、すぐにクライエントが行動を変えることが困難な場合は、先を急がず、クライエントと歩調を合わせ、まずは相談を継続してもらえるような信頼関係の構築に焦点を当てて、援助を行うことも有用である。

3 相手の変わりたい気持ちに気づき、引き出し、強化する

ここまで両価的なクライエントへの対応として、「正したい衝動を抑える」「受容・共感的にかかわる」ということについて説明した。この二つを実践するだけでも、ある程度、クライエントの気持ちは和らぎ、関係性も良好なものになっていく。時には、とくにこちらが意見を言わなくても、クライエントのほうから「でも、このままじゃまずいですよね」「なんとかしたいって気持ちはあるんです」といった変化に向かう発言が聞かれることもあるだろう。

ここでもう一歩、クライエントの変化を促すためには、こういった相手の両価性のもう一方の側面（変わりたいという気持ち）に気づき、それをさらに引き出したり強化したりすることが肝要となる。「このままじゃまずい」とクライエントが発言したら、「どんなことが心配なんですか？」とさらに変化に向かう発言を引き出したり、「変わりたいって気持ちもあるんですね」と変化に向かう発言を強化したりするような応答が有用である。

それには、クライエントの話を注意深く聞くことが求められる。両価的葛藤のあるクライエントの話は、「自分は変わりたくない、変われない」といった発言と、「でも変わりたい」といった発言が行ったり来たりする。一般的に援助者は、クライエントの「変わりたくない、変われない」といった現状維持に向かう発言に注目してしまい、「なぜ変わらないのか？ なぜ変われないのか？」と聞いてしまう傾向がある。しかしながら、その質問に対するクライエントの返答は、さらなる「変わりたくない理由」や「変われない理由」となる場合が多く、結果的にクライエントの現状維持に向かう発言を強化してし

まう。そのため、援助者は、クライエントの発言を一つひとつ注意深く聞きながら、それが両価性のどちらの側面なのかを聞き分けなくてはいけない。そして、クライエントの変化に向かう発言を意図的にさらに引き出したり強化したりすることが大切である。もちろん、両価性の「変わりたくない」という側面の強いクライエントに対しては、歩調を合わせ、受容・共感的にかかわる必要があるが、その場合も稀に出現する変化に向かう発言を聞き逃さず、「変わりたいって気持ちも〝少しは〟あるんですね」と控えめに返したり、「変わりたくない。一方で、このままじゃまずいって気持ちもあるんですね」と両価性の両面を返したりすることも、変化に向かう発言を強化するうえで有用である。

また、「日記を書こうと思ってるんですね。ああ、それはいいですね」とか、「そんな大変なことがあっても病院には来てくれたんですね」といったように、クライエントのよい考えや行動に気づいたら、それについて肯定したり敬意を表したりすることも、クライエントの本来もっている前向きな考えや強みを強化し、自信や動機を引き出すことに役立つ。

4―助言する、懸念を伝える

上記のように、両価的葛藤に悩んでいるクライエントに対して、頭ごなしに常識や意見を押しつけても、逆効果になることが多い。したがって、援助者が解決策を押しつけるのではなく、クライエントから引き出すように努めることが大切である。しかしながら、そうはいってもこちらから専門家として、情報や助言を提供したり、懸念を伝えたりすることが必要になる場合も多い。そこで、援助の進め方の最後に、どのように助言したり、懸念を伝えたりするかについて述べる。

援助者として、助言したり懸念を伝えたりしたくなった時に、すぐにそれをしてはならない。以下の二つを自分自身に尋ねて、二つとも「はい」と言えた時のみ、クライエントに助言や懸念を伝えてほしい。

①この件について、クライエント自身の考えや気持ちを引き出す試みをすでに十分行ったか？

②さらに、これから提供する助言や懸念は、クライエントの安全や、変わりたいと思う気持ちを強化することに重要だろうか？

これまで繰り返し述べたように、相手の考えや気持ちを聞かずに援助者が一方的に意見を述べても、相手がそれを素直に受け入れる可能性は低い。クライエントが何を考え、どんな気持ちでいるのかを引き出し、理解しようと努め、さらにそのクライエントの考えや気持ちを尊重しながら（これも繰り返しになるが、同意するということではない）、助言を与える必要がある。当然のことであるが、自分のことをよくわかっていない（あるいはわかろうとしない）人にあれこれ言われたくないのである。

さらに、クライエントの考えや気持ちを十分に理解する前に助言した場合、その助言の内容がクライエントにとって的外れなものであったり、気持ちを踏みにじったものになったりするリスクが高い。したがって、もしクライエントのほうから「……についてどう思いますか？」と尋ねられたとしても、すでに自分なりの考えをもっていることも多いので、「○○さんはどう思ってるのですか？」と、こちらの考えを述べる前に、まず相手の考えを尋ねたほうが無難であろう。

もう一点、助言する前に注意すべきことは、「本当に今ここで、その助言や懸念を伝えたほうがよいのかどうか」ということである。相手の気分を害したり、かえって変わりたいという気持ちを萎えさせたりする助言であればしないほうがよい。われわれ援助者は、ついよかれと思って、相手にいろいろと助言や懸念を伝えたくなるが、こちらの意見を伝えることは、相手の抵抗をさらに強めてしまう恐れがあるということを常に頭に入れておかなければならない。

さて、上記の①および②を満たして、実際に情報提供や助言を行う際は、押しつけにならないように配慮するとともに、最終的な判断はクライエント自身が行うことを強調したほうがよい。たとえば、「一般的には……」「医学的には……」といった文脈で控えめに情報提供したり、「もちろん最終的にどう判断されるかは、○○さん次第なのですが……」などの相手の自律性や選択権を強調する枕詞を使ったりするとよいだろう。そして、こちらが伝えた情報や助言、懸念をクライエントがどう理解し解釈したかを、「私の話を聞いて、どのように思いましたか?」といったように尋ねることも大切である。

5―1~4を繰り返しながら、かかわりを継続する

もちろん1~4を実践したからといって、すべての迷えるクライエントの背中を押せるわけではない。では、どうしたらよいのか?

次に行うことは、早急な変化を求めてクライエントにダメ出しすることではなく、受容・共感的に相手の話に耳を傾け、相手の両価性のもう一方の側面(変わりたいという気持ち)を逃さず、引き出したり強化したりすることである。あるいは、クライエントの自信や動機が高まるように、相手の前向きな言動

やよい考えを意識的に探し、それについて肯定したり敬意を表したりすることもよいだろう。必要に応じて、専門家として、情報や助言を提供したり、懸念を伝えたりするが、それらをどのように解釈し判断するかは、クライエント自身に委ねる。こういったことを行う必要がある。つまり、1〜4を繰り返しながら、クライエントとのかかわりを継続していくということである。

援助者は、クライエントに受容・共感的にかかわり、時に励まし、助言を与え、クライエントが前に進むのを助けるが、その援助の本質は、クライエント自身がみずからの問題を解決することに対するサポートにある。

おわりに

本章では、「このままじゃまずいけど、変わりたくない」というクライエントの背中を、援助者として、どのように押すかについて述べた。すでにお気づきの読者もいると思われるが、ここで述べたことは、動機づけ面接の精神や技法に沿ったものである。動機づけ面接とは、「非指示的かつ受容・共感的要素」と「目標指向的要素」という二つの要素を併せもつ、変化に対する動機と決意を強化するためのカウンセリング技法である。興味をもたれた方は、[1,2,3,4]成書をお読みいただけると幸いである。

（さわやま・とおる）

3 「楽になってはならない」という呪い

——トラウマと心理的逆転

嶺 輝子　アースシー・ヒーリング・セラピー／臨床心理学

臨床の仕事に携わっていると、クライエントの思いもよらない反応に虚を突かれたり、困惑させられたり、悩まされたりするケースにしばしば遭遇する。たとえば、（こちらはクライエントの味方であり、協力者であるにもかかわらず）クライエントから攻撃的な言葉や態度をぶつけられる、クライエントにとって有効な治療を提案したり実際にそのセラピーを提供している間に「それはできない」「それはいやだ」「これは○○」などとさまざまな抵抗をされる、治療者から見て「今日はなかなかうまくいったな」と思える治療の直後に「全然よくなかった」とか「まったく変わっていない」というような非常にネガティブな感想を言われる、次の予約までの間に「こういうことをしてください」とお願いしたことをまったくしてもらえず「こういうことはしないでください」と注意を促していたことを行って悪化させて戻って来られてしまう、前回の治療で扱ったはずのテーマがまた同じような形で課題にあがってくる、あるいは何度も何度も同じ地点をグルグルと歩き回るようなルーピングが起こる、などといったような苦い経験は、臨床治療や回復の援助をされている方ならどなたでもおもちであろう。以上のようなことが起こると、われわれ治療者・援助者は、「自分は治療者として不適格なのか?」と自分の資質を疑ったり、「自分に能力がないのだろうか?」と自分の技量を疑ったり、「あの技法が合わなかったのか?」と技法に対して疑念をもったり、あるいは「相性が悪かったのだ」と自分を慰めたりするなど、クライエントの反応の理由を自分なりに説明しようと試みる。

しかしながら、その理由を治療者の技量不足や相性だけに帰せない場合があるのではないだろうか。この困難な現象に注目したアメリカの心理学者ロジャー・キャラハン博士は、上述のようなクライエントがみせる抵抗的なふるまいを「心理的逆転」と名づけ、これを解消することが、難しいクライエントの治療に不可欠であると論じた。[2] 本章では、クライエントのみならず治療者をも悩ませる心理的逆転についてその概要を説明するとともに、心理的逆転と深い関連がある複雑性心的外傷後ストレス障害(以下、複雑性PTSD)について詳述し、最後に解決の糸口を示すことにしたい。

「心理的逆転」とは何か?

「心理的逆転は、健康、人間的進歩、幸福、および成功にとって、人が遭遇しうるおそらくもっとも重要でかつ基本的な単一の力動的概念である[2]」。治療効果が現れない、治療してもすぐに悪い状態に戻ってくる、あるいは治療直後にネガティブな反応が現れるなど、治療者を悩ませる事象が起こっている時には、この現象がクライエントに潜んでいる可能性があるとキャラハン博士は考え、これを解消する方法を考案した。この発見がなければ、みずからが行っているＴＦＴ（思考場療法）の成功率は四〇～五〇％に減少しただろうとも述べている。[3]

心理的逆転という用語は、その状態が、自己利益に向かうという人の通常の動機づけの状態を逆転させ、敗北や不利益へと向かう行動をとらせるように見えるため名づけられた。この心理的逆転には部分的なものと、広範性のものがある。広範性の心理的逆転は、人生の特定の領域だけでなく人生全体のほとんどに逆転した影響が及んでいる状態であり、このような人々はしばしば慢性的に不機嫌で、人生に対して否定的な姿勢を示す。[3]より難しい問題を抱えたクライエントや治療が困難なクライエントには、広範性の心理的逆転が起きていることが多い。本章で扱う心理的逆転は、広範性の心理的逆転である。

キャラハン博士は、「自滅的パーソナリティ障害」の行動的特徴が、心理的逆転が起きている人にも確認できると指摘する。以下のリストは、当時の心理療法の標準的なマニュアルに掲載されていた「自滅的パーソナリティ障害」の八つの特徴だが、「私が心理的逆転と呼ぶものに密接に関連しているように見えるため、ここで言及しておく」と博士が述べながらあげているものである。[3]

①他によい選択肢が明らかにあるとわかっている時でも、失望、失敗、虐待を招くような人や状況のほうを選ぶ

②他者の助けを拒絶したり、その助けを無効化する

③新しい目標達成など肯定的な出来事に対して、落ち込んだり、罪悪感をもったり、苦痛を伴う行動をとる
④他者から怒りや拒絶反応を引き出しておきながら、その後で傷ついたり、敗北感や屈辱感を抱く
⑤充分に社交的スキルや楽しむ力があるにもかかわらず、喜びの機会を拒否し、みずからが楽しんでいることを認めない
⑥発揮できる能力があるにもかかわらず、個人的な目的のための大切な仕事を完遂することができない
⑦常によい扱いをしてくれる人に対して退屈を感じたり、無関心である
⑧当の相手に求められてもおらず、やめてほしいと言われるような、過度に自己犠牲的なことを行うクライエントのなかに心理的逆転があった場合、このような自己否定的な力動の作用により、われわれが提供する治療や適切なアドバイスが、効果を発揮できなかったり、悪化を招くことさえありうる。

複雑性PTSD

筆者がクライエントの回復を援助する時、かならず最初に心理的逆転の有無を確認するようにしている。心理的逆転が認められた場合に、まずそれを解消して、その後の治療がよりよく進むように整えておくためである。クライエントが抱える心理的逆転が、自己破壊的な力動を発揮して回復を阻むからだ。

その際に留意すべきは、心理的逆転が存在するクライエントは、高い確率で複雑性PTSDをも抱えていると思われることである。複雑な症状をもち、なかなか回復が難しく、さまざまな医療機関を転々としているようなクライエントについてはその可能性を疑ってよい。ここで心理的逆転と複雑性PTSDの関連性について考察するにあたり、まずは複雑性PTSDの重要点を順に確認していきたい。

そもそも、複雑性PTSDとは、①継続的あるいは長期にわたる、②保育者やその他の表向き養育責任を担っている者による加害や放棄を伴う、さらには③幼児期や青年期など、被害者の人生において傷を受けやすい発達段階に発生するなどの特徴を有する、重度のストレス要因にさらされた結果引き起こされる心的外傷である。[4] PTSDは、もともと戦争外傷と成人兵士の研究から見出されたものであり、①外傷性記憶の侵襲的再体験、②感情的な麻痺および記憶障害を含む外傷リマインダー(トラウマを思い出させるもの)の回避、③過覚醒ならびに抑うつ、不安、その他の共存する病的状態が診断基準となる。

複雑性PTSDにはそれらに加えて、発達およびパーソナリティ障害と症状、身体的健康問題、そして重度の社会的障害といったものが含まれる。さらに、(現在だけでなく遠い過去における)複雑性外傷の先行条件および結果として生じるさまざまな外傷性ストレス症状および他の障害のせいで、複雑性PTSDは、それを正確に診断し、効果的に治療することが困難となる傾向がある。[4] このように複雑性PTSDは、PTSDのより重症な一形態であるが、それは、これまでよく知られたトラウマ症候群から、(もっとも一般的かつ面倒な)五つの特徴によって一線を画される。すなわち①感情のフラッシュバック、②有毒な恥辱感、③自己放棄、④悪質な内なる批判、および⑤社会的不安である。[5]

複雑性PTSDの診断の難しさは、その症状の複雑さや広さにも原因があると考えられる。影響を受ける領域は生物学的調整機能、感情調整、行動コントロール、認知能力(注意、集中、問題解決、学習)、自己イメージと意味の創出、自己統合(解離と意識)、愛着と対人関係など多岐にわたる。症状には感情調整の障害、自己破壊的および衝動的行動、解離症状、身体愁訴、無力感、恥、絶望、希望のなさ、永久に傷を受けたという感じ、これまでもち続けていた信念の喪失、敵意、社会的引きこもり、常に脅迫され続けている感じ、他者との関係の障害、その人の以前の人格特徴からの変化などが含まれ[9]、精神的なものだけに留まらず免疫系にも影響を与え、免疫系疾患、慢性疼痛、がんなどの重篤な慢性疾患にまで広がる[6,7]。

複雑性PTSDに追加的に起きる後遺症の七つのカテゴリーは、図表3-1のとおりである[5]。心理的逆転を主題とする本章の議論からみて重要なのは、ここに自己破壊的傾向や、自己否定、信頼できるはずの人間や回復に対する不信感があげられている点である。複雑性PTSDのクライエントは、自己コントロールのしにくさに加え、③や⑦のように強い否定感や自責、恥辱感や絶望感をもっており、自分が助けてもらえるとは思っていないだろうし、助けられるに値するとも思っていないだろう。それだけでなく、自己を放棄し、惨めな人生が相応しいとさえ思っている可能性が高いのである。

治療を拒み、無効化する自己放棄の発達

幼年期に虐待を受け、養育を放棄されてきた人は、どのようにして治療を無効化するような自己放棄

の心理的傾向を発達させるのだろうか。

複雑性PTSDの起源は、小児期の長期間にわたる身体的および／または性的虐待と関連づけられることがもっとも多いが、継続される言葉による感情的虐待、そして情緒的ネグレクトによっても引き起こされる。[5] 機能不全となった多くの親は、乳児や幼児との結びつきと愛着、そして助けを求める泣き声に対して怒りや批判、軽蔑的態度、あるいは無視や放棄で反応する。とくに無視や放棄といった情緒的ネグレクトは、一般的に多くの外傷や虐待の根底に常在していると言えるだろう。怒りや批判、軽蔑的態度などの侮辱は、大人にとっても痛みを感じさせるものだが、より幼い子どもにとってはトラウマを与える力がきわめて強いものとなる。軽蔑は、言葉や態度による精神的な虐待であり、侮蔑、怒り、嫌悪などさまざまな感情が混在している。怒りは恐怖を、嫌悪は恥辱感を子どものなかに生み出し、その結果、泣くことや注意や助けを求めることを速やかに控えるように教育する。やがて、子どもはいかなる種類の助けや人とのつながりもまったく求めなく（あるいは求めることができなく）なる。さらに、子どもの注目・つながり・助けを求める呼びかけを日常的に無視したり、それに背を向けたりする親は、子どもでは手に余るような恐怖や悲嘆のなかに彼らを置き去りにする。子どもたちは、最終的に諦め、無力感や絶望感による憂うつのなかで死んだような気分に圧倒される。これらのタイプの拒絶は、同時に子どもの恐怖や悲嘆を拡大し、最終的にはそれにも恥辱感を加える。

時間の経過とともに、この恐れと悲しみと恥は、親による放棄のすべての責任が、その子ども自身、そして大人へと成長した本人自身にあるのだとする有毒な内的批判家を生み出し、いずれはその内的批判家がクライエント自身の最悪の敵となって、複雑性PTSDの奥深くに沈潜することになる。この有毒な恥辱感と内的批判家は成長したクライエントのなかに常に存在し、それによってクライエントは自分自身に「私は助けられない」「私を助ける者などいない」という絶望感を教育し続けるかもしれないし、親から受けたあらゆる罵倒の言葉を自分に言い続けるかもしれない。また、親の放棄や恥辱感から、

図表3-1　複雑性PTSDに追加的に起きる後遺症（文献5）

①怒りおよび自己に対する心理傾向の調節の困難——破壊的傾向——を含む情動衝動の調節における変容。このカテゴリーには、感情的な調節や自己鎮静のために用いられるあらゆる方法、さらには各依存症や自傷行動といった逆説的な方法まで含まれる。

②記憶喪失や解離のエピソードと離人感に至る注意と意識の変容。このカテゴリーには、PTSDのDSM基準にみられる解離反応とは異なる解離反応への強調がみられる。その強調が複雑性PTSDの概念化に含まれることにより、解離は幼児期に発生する長期間の重度の対人虐待に関連している傾向があり、副次的に、子どもは成人よりも解離しやすいという知見が組み込まれている。

③きわめて否定的であり、慢性的な罪悪感と責任感、さらには激しい恥の感情の継続を伴う自己認識の変容。慢性的に虐待された個人（とくに児童）は、虐待のメッセージと外傷後の反応を、自己と自己価値の感覚の発達に組み込む。

④信念体系の組み込みを含む、加害者に対する認識の変容。この基準は、反復的かつ計画的な虐待と、初期の養育者または責任ある立場の者の手による適切な対応の欠如に続いて生起する複雑な関係性愛着システムにかかわる。

⑤他者の動機を信じることができず、彼らに親密な感情をもつことができないなど、他者との関係の変容。

⑥身体表現および／または医学的問題。これらの身体反応と医学的状態は、経験した虐待のタイプや引き起こされた身体的ダメージに直接的に関連している可能性もあれば、より広がりをみせることもありうる。それらは、すべての主要な身体系を巻き込み、多くの疼痛症候群、医学的疾患および身体状態を含むことが判明している。

⑦意味のシステムにおける変容。慢性的に虐待され、心的外傷を負った人は、しばしば彼らや彼らの苦しみを理解する人を見つけることはできないと絶望を感じている。彼らは彼らの精神的な苦痛から回復できないことに絶望している。

「私は打ち捨てられるのが相応しい」「私は惨めでどうしようもない奴だ」「こんな私には惨めな人生が相応しい」「私は幸せになんかなれない」「私には不幸がお似合い」と教育し続け、誤解し、その間違った論理を深く納得してしまうのかもしれない。さらに、日常のちょっとした刺激が引き起こす「感情的フラッシュバック」によって再び過去の惨めな状況に退行させられるようなことがあると、その誤解はさらに上書きされたり、維持されたり、強化されていくようになる。つまりこれが「心理的逆転」である。

そのような子ども時代を経て、逆転した心理を抱えた大人は、容易には治療やその他の援助につながることはできないだろう。さまざまな問題行動を引き起こし、そこからやっと医療や治療につながる者もあれば、自分だけではどうにもならなくなったり、周りが見かねて医療や治療につながった者もいるかもしれない。しかしいったん医療や治療につながったとしても、クライエントのなかに深く内在する有毒な内的批判家は変わらず存在し、回復をしようとする本人や援助者の努力を無効化させる可能性は依然として高いままなのだ。

心理的逆転からの回復のために

このような強烈で複雑な作用を引き起こす心理的逆転をどのように解消したらよいのだろうか。クライエントの回復を妨げ、「惨めな人生」を選択させるような深い部分に沈積された認知を書き換えていくのにはどのような方法が有効なのか。

認知を再構成するには二つの方法がある。一つは、理性に働きかけて認知を書き換えるトップダウンの手法、そして二つ目は、深い部分から問題を軽減・解消するボトムアップの手法だ。筆者はとくにクライエントのこころの深い部分にコード化された問題を解決するために、ボトムアップの手法を使うようにしている。こころの深い部分に対して、顕在意識の抵抗を受けずに問題を解消することがしやすいからである。

筆者が考案した「ホログラフィートーク」は、軽催眠を利用した技法である。クライエントを変性意識に入れ、退行させながら、症状や病因がどこから始まっているのかを探り、問題を解消して切り離し、健全化を図り、回復に役立つリソースを獲得していく技法である。手法的には催眠やイメージ誘導に入るだろうし、クライエントの内面にある意識を外在化もするので、自我状態療法の一種ともいえる。トラウマを解消する時には、その想起にまつわる問題がいろいろ出てくるが、軽催眠状態で誘導していくことによって、こころの奥にしまわれた問題場面が現れやすく、またその場面が現れてきても落ち着き、安定した心理状態で見ることができ、認知を書き換えることもしやすい。そして心理的逆転を扱う場合には、逆転の有無、そしてその理由を筋反射で確認していく。顕在意識では明らかにならない部分を、無意識の反応で確認するのだ。理由が判明したら、その理由を基点に過去に退行し、その起源を探り、問題を明確化して切り離し、健全化を構築して安定化させ、リソースを獲得して終了し、そのリソースを行動課題として与えることを行っていく。技法に関して紙幅の都合上くわしく書くことができないが、症例を一例掲載しておく。

症例：A氏

A氏は、薬物依存の問題を抱えている男性である。一〇代から薬物使用歴があり、現在は回復施設で生活しながら、薬物依存からの回復のプログラムに参加をしている。施設の医師から紹介を受けて、面接を行うこととなった。

初回のセッションの冒頭でA氏は、「回復施設に入所中だが、自宅に戻りたい。どうしてここにいなければいけないのかわからない。自宅に戻って、また薬物をやりたいと思っている」と言っていた。薬物をやめる気持ちが薄く、施設にもなじめないため、自宅に戻りたいという気持ちを施設スタッフにも吐露していた。心理的逆転のチェックを行うと、「逆転」を示す反応が出たため、その部分から取り組むことにする。

逆転した気持ちを外在化すると、灰色の塊として胸のなかに存在しており、それを基点に退行を促すと、幼稚園児にまで退行した。幼児のAちゃんは不安がっており、その理由を聞くと、「自分がないから」と答えた。自分がないのは甘えさせてもらえないから。母親は甘えさせてくれず、父親も幼いAちゃんに対してとても厳しく接してくる。両親とも適切に甘えさせること（愛着行為）ができない親なので、両親と両親から受けた不健全な影響を「箱詰め」して遠ざけることにする。幼児のAちゃんのところには、代わりのよい両親を連れてきて、たっぷり甘えさせ、健全な愛着行為をたくさん提供してもらう。

さらに安定化の促進のために、安心・安全を感じる場所（遊園地が出現）に連れていき、そこで楽しみとリラックスを味わわせ、その状態が日常にも現れるように後催眠暗示を入れ込むと、最初に外在化したものは薄灰色になっており、A氏の気持ちは落ち着いた状態になった。心理的逆転のチェックをすると、逆転は解消されていたので、遊園地で味わった幸せな感覚を思い出すこと、退行場面で出てきた新しい両親のような人々とのつながりを作ることなどの行動課題を与えた。終了後のA氏の感想は、「落ち着いた気持ちになったが、薬物をやめる気持ちがもてていないのにこの施設にいていいのかという気持ちがまだある」と言うので、当分の間は回復施設にいて、日常生活を整えることを勧めて終了した。

二回目（初回から一ヵ月後）の時には、A氏は、「まだ薬物をやりたい気持ちがある。ホームシックで寂しく、自宅に帰りたい」と訴えたので、その気持ちを焦点化し、セッションを行った。その気持ちを基点に退行させると、二〇代の不安な時代と、中学生のよくない状況に陥っていく時代が出現した。それらの状況の問題を解消し、健全な人々を連れてきて健全化を行い、安定化を施して現在に戻したところ、終了後の感想では、「今はまだ自宅に戻ると薬物をやってしまうので、もうしばらくここにいて薬物のない生活に慣れていくようにしたい」という回復に対して前向きな気持ちが現れてきていた。

三回目（二回目から一ヵ月後）の冒頭、A氏は、「薬物はずっとやっていないし、やめなければと思っている。自分のためにも、周りの人や、まだ小さな甥のためにもやめたい」と伝えてきた（本人から「やめる」という言葉が出てきているのに加え、自分や周りに対する配慮が出てきている。精神的な成長がみられる）。自分のなかに「使いたい気持ち」がまだあるので、それを扱う。退行させると、一〇代半ばの薬物を使用している時代と、小学校のつらい時代が出現したのでそれを取り扱う。終了後は、「落ち着いた気持ちになっている」との感想が得られた。

その後の経過だが、この三回のセッションにより、落ち着いて施設での生活をすることができるようになったので、しばらくセッションを中断し、施設での依存症のプログラムを継続して行い、経過を観察することになった。断薬状態は維持され、精神的な成長もみられ、夜間高校に進学したいという向上心も現れてきている。生活状況もよく、施設のプログラムや行事にも積極的に参加するなどよい状態が維持できている。


このようにホログラフィートークは、クライエントのこころの奥深くにしまわれた間違った認識の根源を自然に出現させ、それを健全な形に書き換え、その状態が維持されていくようにクライエントに自然な形で組み込んでいくことができる技法である。根源の問題がわかるので、それを健全化する作業も、心理や精神医学の専門知識があれば安全に進めることができるだろうし、初回のセッションで心理的逆転を解消した後は、それまで長年かかってもうまくいかなかったセラピーの歯車がしっかりとかみ合うような感覚が出てくる。

セラピーの効果がしっかり現れ始めるので、クライエントの内的混乱が治まっていき、よりよい選択がしやすくなる。周りの援助を求めやすくなったり、得やすくなったり、人間関係の複雑さや変調が解消され、自分を大切にしてくれる人が誰かわかるようになる。そのような人に近づき、関係性を構築することができるので、人間関係に関するトラブルも減るだろう。褒められていることは素直に「自分を肯定してもらっている」と認識できるし、それによって自分ができているところや、自分の特性が見えてくるようになるので、自分に対する信頼感が現れ、自分自身でもできている部分を承認することができ、ゴール達成までのプロセスを安定して維持しやすくなる。クライエント自身のなかに自分を尊重し、周りを健全に尊重する意識が自然に芽生えてくるのだ。

おわりに

ジョン・ブラッドショウは著書のなかで、「恥はすべての依存症の核であり、その感情を煽り立てるものだ」[1]と言っている。そしてその毒性のある恥辱感は、クライエントを長く、あるいは永久にそのどうしようもない惨めな人生に留めおく核と原動力になる。その毒性のある恥辱感は見えにくく、クライエントを深い部分から操るが、その認知あるいは認識自体が根本的に間違っているのだ。とくに困難な事例、さまざまな治療の場を転々としている事例、長期間にわたって回復が停滞している事例には、そうした自己否定の呪いが潜み、クライエントが翻弄されている可能性がある。よりよい治療を行うためには、まずその呪いを解き、クライエントが健全な状態に向かえるようにすることが重要になるのではないだろうか。

（みね・てるこ）

4

「助けて」ではなく「死にたい」

――自殺・自傷の心理

勝又陽太郎　東京都立大学人文社会学部／臨床心理学

近年、若年者を対象とした自殺予防教育が全国各地で注目を集めている。二〇一六年に改正された自殺対策基本法においては、「児童生徒の心の健康の保持に係る教育又は啓発を行う」といった文言が明記され、翌年に見直しが行われた自殺総合対策大綱では、その具体的施策として「ＳＯＳの出し方教育」といった言葉が登場した。つまり、「困った時に誰かに助けを求めること」を子どもたちに教育し、その力（援助希求能力）を育てることで、将来の自殺を防ごうといった試みが進められているのである。

困難を抱えた時の対処方法を、「自殺」ではなく「助けて」へ。こうした考え方をもとに、学校ベースで若者の自殺予防対策を実施していくことは、いまや世界的なトレンドの一つでもあり、この種の教育を推進していくこと自体に異論はない。子どもたちにも他者に援助を求められる力を身につけてほしい。ただ、筆者は最近、この「ＳＯＳの出し方」や「援助希求」という言葉からは、意図的に距離を置くようにしている。

どういうことか。「SOSを出す」のも「援助を求める」のも、その行為の主体は悩みを抱えた本人である。したがって、「SOSの出し方」や「援助希求」を教育することとは、「あなたが助けを求められるようになりなさい」と子どもたちの側にばかり変化を要求することにはならないだろうか。考えすぎだと笑う人もいるだろう。けれども、いじめや性暴力の被害者に対して、「あなたの振る舞いが悪かったから」とか「なぜ早く言わなかったのか」などと被害者側の責任を問う声はいまだ根強く残っている。そう考えると、上記の教育についても、「なぜ助けを求めなかったのか」と自殺を試みた者を責め立て、自殺を自己責任として断じる声を強化しはしないだろうかと心配になるのである。

筆者は最近、「SOSの出し方」や「援助希求」の代わりに、「援助の成立」という言葉を使っている。手前味噌で恐縮だが、この言葉は筆者らが開発した自殺予防教育プログラムGRIP[1]において教育の目標として置いているものである。自殺予防のためには、悩みを抱えた人とそれを援助する人との間で援助関係が成り立つ必要がある。そのためには、単に悩みを抱える人が援助を求められるようになるだけではなく、それをきちんと受け止める援助者側の対応も重要であると強調したい。そして、自殺予防の領域では、そうした援助を担うのは専門家だけにとどまらない。先行研究によれば、自殺念慮が高まった状態では専門家よりも非専門家への援助希求がなされる可能性が高く、そうした非専門家の後押しによって専門家への援助希求も増加することが示唆されている。[2] すなわち、身近な周囲の人々こそが、自殺予防において重要な役割を担う可能性があると言っても過言ではない。

前置きが長くなってしまったが、本章では、自分を傷つける人たちが「助けて」を言えない理由の考察を中心に、彼ら彼女らの心理状態について述べる。本章をもとに、自殺ハイリスク者が「助けて」と言うことがいかに困難なことであるのかについて想像を膨らませつつ、援助する側のかかわり方にも考えをめぐらせてもらえたらと思う。

自殺を考えた時、人は身近な他者に助けを求められるのか？

自殺念慮を抱えた人のうち、いったいどれくらいの人がその気持ちを他者に伝えているのだろうか。少し古いデータではあるが、内閣府が一般の人を対象に行った意識調査では、これまでに自殺を考えたことがあると回答した人のうち、自殺を考えた時に相談した経験がある人は約三割にすぎず、相談先として多くの人が選んだ「友人」や「家族」でも二割に満たない数でしかなかった[3]。つまり、多くの人は、自殺を考えても、そのことを他人に相談などしないし、身近な人だからといって容易に話すことはしない（できない）のである。読者のみなさんも、試しにご自身のことを考えてみてほしい。おそらく多くの人が、「心配をかけたくない」「真剣に取り合ってもらえない」「楽しい雰囲気を乱したくない」などといった理由から、身近な人への相談にはためらいをもつであろうし、専門家への相談は敷居が高いと感じることだろう。裏を返せば、「死にたい」という言葉には、ひょっとすると本人が勇気をふり絞って発した「助けを求める悲痛な叫び（Cry for Help）[4]」という側面が含まれているかもしれないと想像してみることが重要である。

もちろん、自殺念慮を抱いた人全員が自殺するわけではないし、自殺念慮を他者に伝えないまま亡くなる人もいる。しかし、自殺予防学の領域では、実際に自殺で亡くなった人の多くが、自殺を企図する以前に誰かに「死にたい」や「自殺したい」といったメッセージを発しているという事実が明らかになっており、「死にたいと言う人は、本当は死ぬ気がなく、自殺などしない」といった物言いは、人々の不安や誤解に基づく「神話」であるとの理解が一般的である。いずれにせよ、ここではまず、「死にたい」と訴える人が自殺で亡くなることは十分にありうること、援助者は「死にたい」という訴えをすぐさま過小評価するのではなく、まずは真摯に耳を傾ける必要があるということの二点を強調しておきたい。

周囲の「助け」が目に入りづらくなる——自殺直前の心理的視野狭窄

自殺学の大家であるシュナイドマンは、自殺者に共通する認識の状態を、心理的な狭窄(constriction)と表現した。[5] この状態に陥ると、いつもならば意識に上るごく普通の選択肢が思い浮かばなくなり、「死」という極端な問題解決方法以外を考えることができなくなってしまうという。つまり、普段の冷静な状態であれば、誰かに助けを求めたり、自殺以外の解決方法を見出したりすることができたのかもしれないが、心理的視野狭窄状態に陥ると、周囲にある援助資源も目に入らず、柔軟な対処行動がとれなくなってしまうのである。

さらに、心理的視野狭窄状態にまで至ってしまった自殺ハイリスク者のなかには、それまで周囲の人に漏らしていた「死にたい」といった言葉すら発しなくなっていく者もいる。実際、筆者らが行った心理学的剖検調査では、自殺の数ヵ月前にさかのぼってみると、たしかに「死にたい」との訴えはあったものの、死の直前にはそうした訴えもなく、普段どおりの様子であったと答えた遺族も多くいた。本人の最大の関心事は「死ぬこと」であるにもかかわらず、この段階では本人の自殺リスクに周囲も気づくことが難しくなっているため、援助する側から率直に「自殺したい気持ち」を取り上げることなしには、本人の苦悩に接近することができなくなってしまうのである。

他方で、一部の例外はあるものの（衝動性が高い事例や若年者など）、この心理的視野狭窄に陥るまでには、通常それなりの時間がかかるともいわれている。たとえば、シアは自殺念慮を抱く者のほとんどは自殺について両価的な感情を抱いており、数ヵ月にわたって動揺性の経過（「生きたい」気持ちと「死にたい」気持ちを行ったり来たりする）をたどるとの見解を示している[6]。すなわち、「死にたい」という言葉は、そうした揺れ動く気持ちの一端を表す言葉であり、その裏には「生きたい」という気持ちが少なからず存在していることを意味している。しかもそれは、心理的視野狭窄に陥る手前の一定の期間、目に見える形で本人が示してくれている貴重なSOSのサインでもある。したがって、援助する側は、先にも触れたように、この「死にたい」という訴えをないがしろにすることなく、むしろ「助けて」というメッセージとして真摯に受け止める必要があるといえる。周囲の「助け」が本人の目に入りやすいうちに援助者がきちんとつながっておくことができれば、自殺を予防できる可能性も高まるだろう。

自殺リスクを抱えた人の対人認知の特徴

心理的視野狭窄のほかに、自殺リスクを抱えた人が「助けて」と言えない理由の一つとして、彼ら彼女らの対人認知のありようが関連している可能性があることも指摘しておきたい。近年、自殺予防の領域では、自殺の発生メカニズムを説明する際に、「自殺の対人関係理論」[7]と呼ばれる理論が広く支持されている。この自殺の対人関係理論では、自殺の発生を「獲得された自殺の潜在能力」「所属感の減弱」「負担感の知覚」という三つの要因で説明しようとする。一つ目の「獲得された自殺の潜在能力」とは、痛みや恐怖への慣れを意味する概念であり、繰り返される自傷行為や自殺企図、暴力被害などによって高まると考えられている。他方で、「所属感の減弱」と「負担感の知覚」はいずれも対人関係に関連する要因であり、「所属感の減弱」は他者との関係が弱まり孤独感や孤立感を抱くこと、「負担感の知覚」は「自分が誰かの負担になっているのではないか」「自分がいないほうが他の人が喜ぶのではないか」といった思いを抱くことを意味している。

ここで重要なのは、「所属感の減弱」と「負担感の知覚」という対人関係に関する要因のいずれもが自殺リスクを抱えた本人の主観的な感情、すなわち対人認知のありようであるという点である。たとえば、いつも数多くの友だちに囲まれており、客観的には決して一人ぼっちに見えない人であっても、主観的には孤独感を抱えている可能性はあるだろう。筆者がこれまでかかわってきたクライエントの言葉を借りれば、こうした「所属感の減弱」は「自分に味方がいないと感じている」状態であると言い換えられるかもしれない。また、「負担感の知覚」は、「いつも自分ばかりが相手に頼っていて、迷惑ばかりかけている」「自分は助けてもらう価値のない存在だ」といった感覚として表現されることも多い。いずれにせよ、自殺リスクの高い人たちは、自分には味方になってくれる人など誰一人存在せず、むしろ自分がいることで周りの人は迷惑をこうむっていて、自分など必要とされていないのだといった対人関係上の否定的な認知を抱えやすいといえよう。先にも述べたように、そもそも「死にたい」気持ちを誰かに話すことは大変難しいことであるし、心理的視野狭窄に陥ってしまえば周囲の助けも目に入らない。それに加えて、このような心理状態に置かれているとしたら、他者に対して「助けて」という言葉を発することなど不可能に近いことだとご理解いただけるだろう。

こうした否定的認知をもつ人に対して、周りの人たちは、「そんなことないよ」と必死に本人を説得したり、なんとかその考え方を修正したりしようと試みるだろう。けれども、一度形成されてしまった悪循環的な考え方は、残念ながらそうした正攻法ではそう簡単に改善しない。むしろ、そうこうしている間に、あまりに変化しない本人の否定的認知に嫌気がさし、周囲の人が本人と距離を置いてしまうようになると、本人はますます孤独を深め、「やっぱり自分など必要ない存在だったのだ」という気持ちをいっそう強めてしまうことにもなりかねない。

こうした悪循環に陥らないためにも、周囲の人は、まずは本人の考え方を修正するような発言を控える必要がある。当事者と周りの人との関係がこじれるケースでは、「まっとうに生きていくためには、あなたのそういうところを直す必要があるよ」とか、「あなたが変わってくれさえすれば、私もそれなりに接することができるのに」などといった具合に、本人に対して「変化してほしい」というメッセージが送られていることが多い。しかし、周囲の人が「味方になる」ために、当事者が「変化すること」は本当に必須の条件なのだろうか。そもそも、自殺ハイリスク者であろうがなかろうが、変化を強く求めてくるような相手とは、親密な関係を続けることが難しいと思うのだが、どうだろうか。

周囲の人が少しでも本人の味方になりたいと思うのであれば、まずは当事者の変化がなくても関係を続けられる方法を考えてみてほしい。繰り返しになるが、ひとまず相手の考え方や行動を正そうとすることは脇に置いて、本人の言動に関心をもつとともに、自分はその人とどんな関係を築きたいと思っているのか、そのためには自分にどんなことができそうかについて整理をしてみてほしいのである。またその際は、専門家と一緒にかかわり方を考えることも役に立つだろう。自殺予防のためには、当事者だけでなく、それを支える周囲の人たちにも味方が必要なのである。

孤独な対処としての自傷行為

リストカットなどの自傷行為は、イライラした気持ちをすっきりさせるといったように、不快感情への対処を目的として行われる場合がほとんどであり、通常は自殺企図とは異なる行動として区別されている。しかしながら、自傷行為を繰り返す人のなかには、慢性的な自殺念慮を抱えている人も多く、実際に自傷行為経験者の長期的な自殺リスクは、未経験者よりもずっと高いことが複数の先行研究で明らかにされている。つまり、自傷行為は横断的にみれば自殺企図とは異なる行動ではあるものの、自殺と地続きの問題であるといえよう。

こうした自傷行為を繰り返す人たちのなかにも、他者に助けを求めることを苦手とする人が多数存在する。しかし、筆者らの実施した心理学的剖検調査では、自傷行為や自殺企図後に医療的な傷の処置を受けることによって生存期間が延び、そのぶんだけ適切な援助とつながる可能性が高まることも示唆されていることから[8]、自傷行為を繰り返している人たちに「助けて」と発信してもらい、それに援助者がきちんと応じることができれば、自殺予防対策としても一定の成果が期待できるものと考えられる。

ところで、自傷行為は「誰かにアピールしたり、かまってほしくてやっている」のであり、その意味では「助けて」というメッセージを頻繁に発しているのではないかと思われる人もいるかもしれない。たしかにそうした意図をもつ自傷行為があることは否定しないし、体に残った傷跡から本人の苦悩を感じとる人もいるかもしれない。しかし、実は他者に気づかれるような自傷行為は、全体のなかでもごくわずかなものでしかないことはあまり知られていない。事実、わが国では中高生の約一割が自傷行為を経験しているにもかかわらず、学校の保健室で把握されているのはその三分の一程度にすぎない。ほとんどの自傷行為は誰にも見つからない一人きりの空間で行われており、自身の不快感情と孤独に向き合う対処行動だといえよう。言い換えるなら、彼ら彼女らは、こころの痛みに圧倒される時間をなんとか自分一人で耐え忍ぼうとする「頑張り屋さん」でもあるのだ。

自傷行為を繰り返す人が「助けて」と言えないわけ

では、自傷行為を繰り返す人たちは、なぜ他者に「助けて」と伝えることが苦手なのだろうか。まず多くの人たちに共通することとして、周囲に頼りになる人が少なく、「助けて」と伝えたり、実際に助けてもらったりした経験が乏しいという点が挙げられる。また、自分の気持ちを言葉にすることが苦手で、どうやって助けを求めたらいいのかもわからず、他者とつながるための手段を持ち合わせていない人も多い。加えて、本当に重大なことしか他人に話をしてはいけないという信念をもっていたり、「愚痴」や「陰口」を言ったりすることに嫌悪感をもつ人もおり、悩みを「小出し」にせず、問題がこじれるまで我慢する人も少なくない。

彼ら彼女らがこのような状態に至ってしまう背景は実に複雑である。幼少期に虐待やいじめの被害に遭うなかで、人を信頼できなくなったり、他者との温かいコミュニケーションを経験できなかったりした人もいれば、生まれつき言葉を使うことが苦手であった人もいる。さらにいえば、自傷行為を繰り返すうちに気持ちを言葉にすることがどんどん苦手になっていく人もいる。私たちは通常、自分で対処方法を考えたり、誰かに相談したりする時には言葉を使うわけであるが、自傷行為はそうした言葉を媒介せずに一時的に気持ちをすっきりさせることができる。しかもその効果には即効性があるため、ついつい言葉を使う面倒な作業を省略して、自傷行為による自己治療を優先し続けてしまう結果、自分の気持ちを言葉にして誰かに伝えることが苦手になってしまうことがある。

「死にたい」を色づけ、つながり方を工夫する

先に述べたように、自傷行為を繰り返す人たちの多くは、実際に長期にわたって「死にたい」や「消えてしまいたい」といった気持ちを抱えていることが多い。こうした慢性的な自殺傾向を「嘘」であると懐疑的にみる人もいるが、決してそうなのではない。たしかに一見すると切迫度の高い自殺念慮ではないかもしれないが、だからといって簡単に消失するものでもない。その強度は波のように変化し、時には切迫した自殺念慮に発展することもあるため、軽視してはならないものである。

しかしながら、気持ちを言葉にすることが苦手な人は、自分のつらい気持ちを、まるで判で押したかのように「死にたい」の一言で片づける傾向があることもまた事実である。この「死にたい」という言葉は、時に周囲の人たちを驚かせ、過剰な拒否反応や庇護的反応を引き起こすこともあれば、繰り返されることで周囲の人たちを疲弊させることもある。つまり、「死にたい」という言葉が、他者との安定した関係の構築や継続を阻害し、「助けて」と言いにくい環境を作り出してしまっている場合があるのである。

筆者は普段の相談のなかで、なぜ死にたくなったのかの理由をクライエントとともに考えつつ、「死にたい」という言葉の背景にある気持ちを丁寧に読み解き、「死にたい気持ち」を表現するための、新

たな言葉をたくさん作っていくことを意識している。たしかに「死にたい」というのは最終的な感情ではあるのだろうが、その過程に至るまでの複雑な感情体験が、そのたった一言に埋もれてしまうことは大変もったいないことである。「死にたい」ではなく、「悲しい」「つらい」「一人でいるのが寂しい」といった言葉で表現するほうが、周りの人もずっと相談にのりやすくなるだろう。しかも、そうなった時の「死にたい」という言葉は、きちんと事の重大さを伝えられる言葉として機能するようになるはずである。このように、モノクロの「死にたい」という言葉にきちんと色をつけていく練習を積むことは、他者との新しいつながり方の構築に寄与するものと思われる。

（かつまた・ようたろう）

5 「やりたい」「やってしまった」「やめられない」

――薬物依存症の心理

松本俊彦　国立精神・神経医療研究センター精神保健研究所／精神医学

二〇一六年六月、ある著名人が覚せい剤取締法違反で逮捕された。その際、逮捕にやってきた麻薬取締官に対してその人が言った、「来てもらってありがとうございます」という発言が、マスメディアでちょっとした話題になった。

私はこの一件を生涯忘れることはないだろう、というのも、この件に関して、ワイドショー番組であるご意見番的なタレントがコメントした内容――「ありがとうなんて軽いね。反省が足りない。あれじゃ、絶対に更生できないよ」――に、心底腹が立ったからだ。

これまで私は、何人もの覚せい剤依存症患者が、「逮捕された瞬間、思わず『ありがとう』って言ってしまった」と苦笑まじりに語るのを聞いてきた。そのたびに理由を尋ねてきたが、どの患者も例外なくこう答えていた。「これでやっとクスリがやめられる、もう家族に嘘の上塗りをしないでいい。そう思ったら、何だかホッとしてしまって」と。

要するに、依存症者にとってあれほど正直な言葉はないのだ。その後、裁判が始まれば、何とかして刑務所行きだけは避けたいと願い、必死に多くの嘘をつく。たとえば、一〇年以上前から薬物を使っていたはずなのに、「一年前から始めた」と供述し、毎日のように使っていたはずなのに、「月に一回あるかないか」と供述する。そういうものだ。

しかし、逮捕された瞬間だけは、思わず正直な気持ちを吐露してしまうのだ。その意味では、あの「ありがとう」という言葉は、その人がそれだけ悩んでいた、苦しんでいたことを意味する、「重い」言葉と受けとめなければならない。したがって、「軽い」「反省が足りない」などという批判は見当違いもはなはだしい。

実は、これはほんの一例だ。

つくづく薬物依存症者は誤解されていると思う。たとえば、自分が担当する薬物依存症の患者（もしくはクライエント）から、「（クスリを）やりたい」「やってしまった」「やめられない」と訴えられたら、あなたはどう感じるだろうか。悲しい気持ちになるだろうか。それとも、性懲りもなく不謹慎なことを言う患者に、「反省が足りない」「ふざけている」と怒りを覚え、不機嫌になるだろうか。

いずれの反応も援助者のとるべき態度として不適切だ。というのも、薬物依存症からの回復に必要なのは、安心して「やりたい」「やってしまった」「やめられない」と言える場所、そう言っても誰も悲しげな顔をせず、不機嫌にもならない安全な場所だからだ。

本章では、薬物依存症患者の援助希求をとりあげ、それについて私見を述べたい。

「痛み」で人を変えることはできない

いまから一〇年以上昔、私が、刑務所で薬物乱用離脱プログラムの講師を務めた時のことだ。覚せい剤がらみの受刑者たちに、「覚せい剤をやめられず、親分やアニキからヤキを入れられたことがあるという人、挙手してみて」と質問したことがある。

すると、間髪を容れずに全員が手を挙げてくれた。まあそうだろう。受刑者はいずれも覚せい剤取締法違反の累犯者で、ほぼ全員が複数回の逮捕歴をもっていた。家族や友人、恋人といった周囲の人が怒り心頭となってしまう場面は少なからずあったはずだ。もっとも、それが歯止めとはならなかったことは、彼らがまさにいま刑務所にいる、という事実によって証明されているわけだが。

続けて私は、「ヤキを入れられてどんな気分になったか」と質問を投げかけてみた。すると、今度は全員が黙り込んでしまった。受刑者たちは、その教室の隅で怖い表情をして立つ刑務官の心中を忖度したのかもしれない。

しかし、気まずい沈黙の後、ある一人の受刑者が意を決したように口を開いた。

「余計にクスリをやりたくなった」

すると、この発言に、それまで黙り込んでいた受刑者全員がいっせいに顔を上げ大きくうなずいたのだった。その迫力のある光景を、私はいまでも鮮明に覚えている。

私の質問はすべて確信犯的なものであった。私も自身の臨床経験から、再使用によって最も失望しているのは、周囲の誰よりも薬物依存症者自身であることを知っていた。何よりも彼らは、「また使ってしまった」という自己嫌悪や恥の感情に襲われているが、依存症に罹患した脳はその感情が生じるや否や、「とてもシラフじゃいられない」と、覚せい剤に対する渇望でその人を圧倒する。なかには、「こんな自分は消えたほうが世の中のためだ」と考え、死ぬためにいつもの何倍もの覚せい剤を注射した者もいる。

「余計にクスリをやりたくなった」という言葉は、そういう意味なのだ。そしていかなる理由からであれ、薬物を使えば使ったぶんだけ進行するのが依存症である。その意味では、「ヤキを入れた」周囲の思惑は反対の結果を招いたことになるわけだ。

これはくりかえし強調しておく必要があるが、罰の痛みによって人を薬物依存症から回復させることはできない。覚せい剤取締法違反で逮捕された者の再犯率は、他の犯罪に比べても高く、くりかえし同じ罪名で逮捕されていることがわかっている。事実、法務省犯罪白書によれば、覚せい剤取締法事犯者はわが国の刑務所受刑者のおよそ三割を占めているが、うち六五％が再犯者だ。このことは、同じ人が何度も同じ罪状（＝病気の症状）で逮捕されている、という事実を意味している。

閉じ込めても解決しない

それでは、刑務所や精神科閉鎖病棟に隔離し、物理的に本人を薬物から切り離すのはどうであろうか。意外に知られていないが、覚せい剤依存症患者の覚せい剤再使用は刑務所出所直後が最も多い。これはアルコール依存症も同じで、患者の再飲酒が最も多いのは、精神科病院退院直後なのだ。どこかに閉じ込めて物理的に薬物と切り離しても、いつかはそこから解放される。あの、自由を奪われた後の解放感こそが、薬物渇望を最も刺激するのだ。要するに、刑務所などに収容し、薬物へのアクセスを物理的に遮断しても意味がなく、それどころか、隔離を解除した後の悪化を覚悟しなければならない。

刑務所には他にも問題がある。なかでも最も深刻で、地域における依存症からの回復を阻害する要因となるのは、薬物依存症者を「嘘つき」にするという点だ。

受刑者の多くは——それも、真摯な受刑態度の、いわゆる模範囚ほど——できるだけ長い仮釈放をもらって、少しでも早く出所したいと願っている。そのために、刑務官に対して、自分がおかした罪に対する深い反省の意をくりかえし語り、出所後に健全な生活を立て直していこうという前向きな意志をことさらにアピールする。

その結果、服役中の薬物依存症たちは、ともすればきれいごとばかりを口にするようになるのだ。たとえ薬物を使っている夢を見たり、ふとした瞬間に薬物渇望を自覚したりしても、むやみにそれを口にしない。こころに蓋をしてぐっとこらえ、その気持ちをなかったことにする。こうした生活を一、二年送っているうちに、すっかり嘘をつくのが習性として染みつき、いつしか自分の薬物欲求に鈍感な人間ができあがる。

これが実に困るのだ。

本章の冒頭でも述べたように、薬物依存症から回復するうえで、何よりも重要なのは、薬物をやりたくなった時に「やりたい」という気持ちを援助者に言葉で伝え、「やってしまった」「やめられない」と正直に言えることである。

ところが、刑務所でそうした気持ちを隠すことが染みついてしまうと、出所後に地域の治療プログラムに参加しても、自分の気持ちを正直に話せなくなってしまうのだ。それどころか、プログラムのなかで、薬物渇望を刺激するトリガーを振り返り、それへの対処法を考えるワークを行う際にも、「自分は薬物を使いたい気持ちはありません」「どんな状況に置かれても、絶対に薬物を使わない自信があります」「薬物の誘いを受けても、強い意志できっぱりと断れます」などと強気の一点張りとなってしまうのだ。これでは、いくらプログラムに参加しても、まったく意味がない。そして、何かの拍子にうっかり薬物を再使用してしまうと、今度は、罪悪感と恥の感情から治療プログラムに参加できなくなり、やがて治療の場からひっそりと姿を消してしまう。

私の経験では、刑務所で身につけたこうした習性を洗い落とすには、地域の治療プログラムにつながってから少なくとも一年くらいの月日が必要だ。もちろん、時間がかかっても最終的に正直になれれば最悪とは言えないが、なかなかそうはいかない。たいていの場合、正直になれる前に再使用すると、恥ずかしさや逮捕の不安から通院をやめてしまうからだ。次に彼らの消息を知るのは、警察からの捜査情報照会――要するに、再逮捕されたということだ――によってである。

地域における治療・支援の課題

刑罰の「痛み」もダメ、刑務所や病院に閉じ込めてもダメということであれば、消去法で、薬物依存症治療の主戦場となるのは、やはり外来ということになる。つまり、その気になればいくらでも薬物を入手できる地域のなかで、自由に生活できる自宅から通うというスタイルである。

しかし、この外来通院治療が容易ではないのだ。かつて私は、勤務していた神奈川県の依存症専門病院で実施された転帰調査[1]にかかわったことがある。それは、初めて同院を受診した覚せい剤依存症患者を三ヵ月間追跡し、どのくらいの患者が通院治療を継続しているのかを調べるというものだった。

その結果に私は愕然とした。なんと患者の七割近くが初診からわずか三ヵ月以内――依存症の治療にはとうてい足りない期間だ――に通院治療を中断していたことがわかったからだ。薄々そうではないかと思っていたものの、あらためて数字を突きつけられると、かなり衝撃的な結果だった。一人の覚せい剤依存症患者を専門病院に受診させるまでに、どれほど家族、親族が苦悩し、あるいは、保健所の保健師、警察官、弁護士が尽力しているか。そのことを多少とも想像できれば、わずか三ヵ月で七割も中断してしまう治療の、いったいどこが専門治療なのかと疑わざるをえない。

依存症治療において最も重要なのは治療継続性だ。実際、海外の依存症治療研究では、依存症からの回復率や断薬継続率に影響を与えるのは、どのような治療法を採用したかではなく、どれくらい長く治療を継続したかであることが明らかにされている。さらには、治療開始当初は薬物を使いながらの参加であっても、ドロップアウトせずに治療を継続した者のほうが、長期的な治療転帰が良好であるともいう。その意味では、七割近くの患者が中断してしまう治療法は、どう考えても問題だ。

ちなみに、三ヵ月後も通院を続けていた三割強の患者のなかで、初診から三ヵ月のあいだ一回も覚せい剤を再使用しなかった患者がどのくらいいたのかといえば、なんと九六％であった。つまり、ほぼ全員の患者が三ヵ月のあいだ一回も覚せい剤に手を出していなかったのだ。わずか三ヵ月とはいえ、私自身の臨床感覚では、不自然なほど高すぎる断薬率と言わざるをえない。

おそらく、初診から三ヵ月のあいだに一回でも薬物を使ってしまった人は、恥の感情や自身に対する失望によって治療意欲を阻喪したか、再使用を告白して医者から叱責されたり警察に通報されたりするのを嫌い、通院をやめてしまったのだ——それがこの七割という高い治療中断率の内実だろう。そして、幸運にも薬物をやめ続けている者だけが、医者に自慢したくて、あるいは褒められたくて意気揚々と通院しているのだ。

考えてみてほしい。薬物依存症の専門病院が本当に助けるべき患者は、この三割のグループと七割のグループ、どちらなのか。つまり、わずか三ヵ月とはいえ、ただ病院に通って、診察室で医者に近況を報告するだけで薬物がとまっている人なのか、それとも、たった三ヵ月薬物をやめることもできずに治療から離脱していった人――おそらく一回使ったら、「一回も一〇〇回も一緒」とヤケを起こしているはずだ――なのか。

言うまでもなく、救うべきなのは七割の患者たちのほうだ。だから、調査結果を見て、私は次のように腹を決めた。

「この七割の人たちが薬物依存症から回復するためには、安心して覚せい剤を使いながら通える治療プログラムが必要である」

そのようなコンセプトから開発されたプログラムが、スマープ[2]（SMARPP）という依存症集団療法なのだ。

スマープの実施に際してこころがけていること

スマープの具体的な内容については別の場所[2]で詳細に述べているので、本章では、スマープ実施に際して私たちがこころがけていることを紹介したい。

報酬を与える

第一にこころがけているのは、報酬を与えることだ。

人の行動を変える方法としては、古くから二つの方法が知られている。一つは、望ましくない行動に罰を与える方法であり、そしてもう一つは、望ましい行動に報酬を与える方法だ。どちらも一定の効果はあるが、前者の方法には看過できない問題がある。

まず、外来治療プログラムの場合、治療の中断が起こりやすいということだ。そもそも、次のプログラム参加時に嫌な目に遭ったり、屈辱的な体験をさせられたりすることがわかっていながら、わざわざプログラムに参加する者などいない。

もちろん、それでも世の中には誰かから叱責されたり、一喝されたりして我に返り、仕事や勉強などのパフォーマンスをあげる人もいる。しかし、それができるのはすでに多くの成功体験をもっていて、「自分はやればできる人間だ」という自信がある人間だけなのだ。失敗続きで完全に自信を失っている人は、叱責や一喝で「どうせ俺なんか」と余計に自暴自棄になり、やる気を失ってしまうだろう。

だからこそ、私たちは、望ましくない行動に罰を与えるのではなく、望ましい行動に報酬を与えることに多くの努力を注ぐようにしたのだ。もっとも、報酬といっても何も金品を提供するわけではない。大切なことは、プログラムにやってきた患者をつねに「ウェルカム！　よくぞ来てくれました！」といった態度で迎えることだ。そのために私たちは、毎回プログラムに参加するだけで、患者にはコーヒーなどの飲み物とちょっとした菓子を用意し、お茶会さながらの和気あいあいとした楽しい雰囲気のなかでセッションを進めるようにこころがけている。

また、一週間の振り返りに用いるカレンダーに、薬物を使わなかった日の青いシールを貼ったり、毎回のセッション終了後に実施する尿検査で陰性が出た際にも、そのことがわかるスタンプを押すようにしている。さらに、プログラムが一クール終了すると、それぞれの出席状況に応じた賞状をわたしているのだ。

たとえ患者が薬物を使ってしまったとしても、歓迎する態度は変わらない。同じ使ったならば、病院に来ないよりも、来て正直に「使ってしまった」と報告するほうがはるかに望ましい。大事なことは、薬物を使う／使わないではなく、プログラムからドロップアウトしないことなのである。私たちは、患者に対してくりかえし、「何が起ころうとも、一番大切なのはプログラムに戻ってくること」だと伝えている。

安全な場を提供する

こころがけていることの第二は、セッションの場を患者にとって安全な場にすることだ。この「安全」という言葉には二つの意味がある。

一つは、セッションに参加することでかえって薬物を使いたくなったり、薬物を入手する機会となったりしないようにすることだ。そのために、プログラム参加時には「薬物の持ち込みや譲渡、売買はしない」ことを約束してもらっている。これには、毎回行う尿検査が一定の抑止力になっている面があるかもしれない。それから、「薬物の再使用について正直に言うことは、薬物を使わないことと同じくらいよいことだ。しかし、使用時の様子を克明に描写しない」というルールも定めている。たとえば注射器を皮膚に刺す際の感覚を詳細に語ることは、他の参加者の渇望を刺激する可能性がある。

「安全」のもう一つの意味は、秘密の保持だ。すでに述べたように、患者が薬物の再使用を正直に言った結果、逮捕されたり、家族との関係が悪くなったりするといったことがないように、私たちは尿検査の結果を決して警察に伝えたり、家族に教えたりしないことを約束している。

さらに言えば、病院のカルテにも尿検査の結果は記載しない。薬物の簡易尿検査は、診療報酬の請求が認められていないことから、実施費用は私たちの研究費でまかなっている。それゆえ、カルテに記載しないことも許容されるのだ。

なぜ尿検査の結果をカルテに残さないのか。それは、患者が薬物問題で逮捕されると、警察や検察からカルテのコピーを提出するように求められるが、その際、カルテに「覚せい剤尿反応(+)」などといった記載があれば、患者が法廷で不利な立場に追い込まれかねないからだ。もちろん、それで有罪か無罪かが決まることはないものの、万一、有罪となった場合、裁判官に「病院にも薬物を使いながら通院していた。とても悪質である」などと曲解される可能性は否めない。そうなれば、その患者の量刑が重くなるかもしれない。それゆえ、私たちは、尿検査の結果を治療以外の目的には用いないことを約束している。

それどころか、患者が尿検査で覚せい剤反応が陽性となった場合には、「陽性が出るとわかっていながらプログラムに来た」ということを称賛するようこころがけているほどだ。くりかえすが、依存症から回復するためには、世界で少なくとも一ヵ所は、正直に「クスリをやりたい」「やってしまった」「やめられない」と言える場所が必要である。スマープはまさにそのような場所として機能しなければならないと考えている。

積極的にコンタクトをとる

こころがけている点の第三は、プログラムを無断で欠席した患者に対して積極的にコンタクトをとることだ。

従来、依存症臨床は、「自分の足を使って来るものは拒まない」一方で、「去る者は追わない」というスタンスが原則であった。しかし私たちは、「去ろうとする者を追いかける」ようにしている。具体的には、セッションの無断キャンセルがあった場合には、あらかじめ本人から同意を得たうえで、メールを送るようにしている。メールを出す際には、当然ながら、本人に対して私たちが待っている、歓迎するつもりであることが伝わる文面をこころがけている。つまり、「月末の〆が近づいたホストクラブのホストが、常連のお客さんに出す営業メール」のイメージだ。

要するに、私たちはプログラムの開発にあたって、「水商売」に多くを学んだのである。なぜそこまでするのかといえば、依存症という病気は本質的に「治りたくない病」であり、依存症患者の多くは、あれこれイチャモンをつけて、「隙あらば治療から遠ざかろうとする人たち」だ。しかし、これまで何度も述べてきたように、治療効果を高めるためには、何とかしてプログラムからのドロップアウトを防ぐ必要がある。それには、「水商売」の手法がどうしても必要となってくるわけだ。

おわりに

何度もくりかえすが、薬物依存症からの回復に必要なのは、安心して「やりたい」「やってしまった」「やめられない」と言える場所、そう言っても誰も悲しげな顔をしないし、不機嫌にもならない、自分に不利益が生じない安全な場所である。

薬物依存症の人が「やりたい」とわざわざ言うのは、「やりたいけど、何とかしたいと思っている」からだ。そうでなければ、彼らは黙ってこっそり薬物を使うだろうし、少なくとも治療につながる前では、そんなふうにして薬物を使ってきたはずである。そして、「やってしまった」という言葉は、「うっかり失敗してしまったが、このままじゃいけない。自分は変わらなきゃいけない」という気持ちの表れと理解すべきだ。さらに、「やめられない」という言葉には、「もう自分の意志の力ではどうにもならない、助けてほしい」という思いが込められている。それはまさに治療につながるきっかけとなる言葉である。この言葉こそが、私たち依存症支援の専門家が、回復の第一歩として手放しで褒めるポイントなのだ。

以上を踏まえ、私は次のように断言したい。薬物依存症の治療や回復支援は、「クスリがやめられない」と発言しても、辱められることも、排除されることもない治療関係――つまり、安心して「やめられない」と言える関係性――なしにはありえない、と。

（まつもと・としひこ）

6 ドタキャン考
――複雑性PTSD患者はなぜ予約を守れないのか

杉山登志郎　福井大学子どものこころの発達研究センター／精神医学

発達障害とドタキャン

もともと児童精神科領域は成人精神科の臨床に比べて予約変更は非常に多い。なぜなら子どもは一人では受診ができないので親が外来まで連れてくることが必要になるが、子ども本人だけではなくそのきょうだいが風邪をひいても、親は家を空けられないからである。しかし一般的には、このような予定変更の場合には、受診ができないこととその理由の報告、そして予約取り直しの電話が入る。他方、この小論で取り上げたいのは、ドタキャンである。つまり、連絡なしでの診療予約キャンセルである。

発達障害臨床の中で有名なのは注意欠如多動性障害（Attention Deficit/Hyperactivity Disorder：ADHD）のドタキャンである。[6] 筆者が診断別でこんなに違うのかと気づかされたのは、以前に勤務した子ども病院で、ペアレント・トレーニングを実施した時である。最初に、知的な遅れのない自閉症スペクトラム障害（Autism Spectrum Disorder：ＡＳＤ）の親のグループを作り、ついでＡＤＨＤの親のグループを作った。そしてこの両群の気質の違いに驚いた。ＡＳＤのグループでは、ほぼ全員がきちんと集まり、休む時には必ず事前に電話が入る。ところがＡＤＨＤグループの親は、しばしばドタキャンとドタカムを繰り返し、八回のセッションの中で、グループの全員が顔をそろえたことは一回もなかったのである。ＡＤＨＤは親にも似た特性がきちんとあるのだと納得をした記憶がある。

ソンダーガードらの調査では、ＡＤＨＤの治療期間中、四割以上に三回以上のドタキャンがみられたという。しかしＡＤＨＤの子どもの場合でも、外来診療で治療の妨げになるようなドタキャンというのは一般的にはあまりないと思う。抗ＡＤＨＤ薬を服用している場合は薬がなくなるので予約を忘れていたことに気づき、何日か遅れて受診をしてくるからである。それにしても、純粋なＡＤＨＤであればあるほど、薬はきちんと飲まれていないことがむしろ普通である。抗ＡＤＨＤ薬を用いた治療の敵（？）は、この服薬アドヒアランスの問題に尽きるのではないか。一ヵ月ぶん処方をして、「しっかり飲ませました。でもなぜか二週間分余っています」といった報告をよく聞く。

しかしこの小論で取り上げたいのは、はっきりと治療の妨げになるドタキャンが繰り返される場合である。これは「『助けて』が言えない」の一つのバリアントではないかと考える。これまでの研究では、ＰＴＳＤと薬物依存において、戻ってこないドタキャンがよく認められるとある。[5] 親の側に複雑性ＰＴＳＤ[2]が認められる親子症例（子どもの側は発達性トラウマ障害[9]）において、実にしばしばこのようなドタキャンが認められる。筆者はこの一〇年余り、そのような親子の治療に取り組んできたため、次第にこのタイプのドタキャンに悩まされるようになり、その対策を検討する必要性を感じるようになった。

複雑性PTSDのドタキャンの実態

筆者の外来には現在、子どもは被虐待児で表向きは発達障害の臨床像を呈し、親は元被虐待児で現在は加虐側になっていて、複雑性PTSDと凸凹レベルの発達障害の臨床像を併せもっているという親子症例が大集合している。カルテを作って継続的な治療を実施している子どもの約七割が被虐待児、カルテを作成し並行治療を行う親の実に約八割が複雑性PTSDの診断基準を満たす症例である。

このようないわゆるトラウマ系の外来を行ってみて、先に述べたように、筆者は患者のドタキャンに悩まされるようになった。外来は全予約制で、一日の外来患者数の増減にあまり影響を受けず、予約時間からの大きな逸脱はなく外来診療が実施されているのにもかかわらず（つまり外来を受診して長時間待たされるという状況ではない）、ドタキャンが非常に多い。どの程度の割合なのか調べてみた。近々の外来の五日間で、予約どおりにこなかった患者（つまりドタキャンとドタカム）をカウントしてみると、二二〇名中五三名（二四・一％）であった。予約していた患者の二割ぐらいが変更というのが実感なので、こんなものだと思う。先のスパーらの調査では精神科外来の全ドタキャン率は八・八％とあるので、これはかなりの数である。先に述べたように、筆者は親子並行治療というより、家族並行治療を実施している。たとえば子どもが三人いて、一人が虐待を受けていて、他の二人が受けていないということはない。すると子どもが三人、親が一人という外来になる。こうした一家族がごっそりとドタキャンとドタカムを繰り返す。時間がかかる親子の場合、なるべく時間が取れる枠を選んで次の予約を入れるのが常である。しかしそこで来院せず、はかったように最も混雑した日に、ドサッとその家族が割り込んでくる。

母子並行治療の例

分析を述べる前に、その実態に関して具体的な母子並行治療例を提示する。症例は公表の許可を得ているが、細部を大きく変えている。

症例は四歳の女児と三〇歳台後半の母親の母子である。子どもの主訴は、癇癪と、オオカミにさらわれるのではないかと怖がる、ということであり、小児科医からＡＳＤという診断を受け紹介されていた。母親は不安定な家族状況で身体的虐待を受けて育ち、性的被害もあった。最初の結婚は夫からのドメスティック・バイオレンスがあって、数年の後に離婚した。その後、現在の夫と知り合い結婚したが、娘が〇歳の後半に入った頃から、母親のほうが頻回に娘の目の前でバタバタと倒れるなど不調になった。それに伴って娘も不安定になり、母親はいくつかの精神科クリニックを受診したが軽快しなかった。とくに月経中に感情のコントロールが著しく不良となり、気分変動が生じ、娘に虐待的な対応をしてしまうという。また継続的な不眠や悪夢があり、睡眠時間の平均は一日三時間程度とのことである。記憶の断絶もあり、体調が不調になると、著しく断片的な記憶しか残らなくなってしまうという。

親子並行治療を提案し、母子同服の漢方薬(桂枝加芍薬湯、四物湯を母親は各二包、娘は各一包)の処方に加え、母親への極少量処方(炭酸リチウム一mg、アリピプラゾール〇・二mg、ラメルテオン〇・八mg)を行い、母子並行でのトラウマ処理を開始した。

トラウマ処理を行うと、その日から一～二日間は悪夢があるがその後消えること、計五回程度のトラウマ処理を実施できればフラッシュバックが軽快することを伝えたうえでの開始である。治療の経過を簡略に記す。注目してほしいのは受診状況である。基本的には二週間おきの外来予約を取っている。

一回目(初診から二週間後):娘は漢方薬が飲めたが、怖いと言うことが多いとのことである。パルサーによる簡易トラウマ処理[7]を二セット実施した。母は睡眠の質が向上し夢を見なかったという。母親にもパルサーによる簡易トラウマ処理を四セット、および手動処理[8]を三セット実施した。

二回目(前回から五週間後):一度ドタキャンし予約変更ののち受診、もとの予約日は母親の血圧が上がらず動けなくなったという。母親は、薬が足りなくなり服薬が途切れたが、娘は薬がぎりぎりあった。娘は夜に泣かなくなった。パルサーによる簡易処理を二セット実施した。母親は前回の処理の後、体調が著しく悪化したという。パルサーによる簡易処理を四セット実施し、その後、手動処理を三セット追加した。

三回目(前回から三週間後):娘の体調不良で予約変更の後、一週間遅れで受診した。娘は、夜の睡眠はよいが、寝言がひどいという。また娘の薬は半分残っているという。パルサーによる簡易処理を三セット実施した。母親は服薬が半分ぐらいしかできていないということで、飲みにくい漢方の包剤を錠剤に変更した。パルサーを用いた簡易処理四セットおよび、手動処理二セットを追加して実施した。

四回目（前回から二週間後）：この回は予約どおりに受診した。娘は夜にうなされているという。パルサーによる簡易処理を二セット実施した。母親は、娘がうなされていると不眠になるが、そうでなければ夜眠れている。朝、眠気が残り、体が重く起き上がれないことがあるという。パルサーによる簡易処理を四セット実施した。手動による追加処理が初めて不要であった。

五回目（前回から五週間後）：母親の都合で一度予約変更した後の受診。再び薬が途中で切れてしまった。娘は夜うなされることが続いているとのことで、薬の調整を行った。娘にパルサーによる簡易処理を二セット実施した。母親は、夜の睡眠はよくなってきて布団に入れば眠れるようになり、休んでいた仕事を再開したという。これが予定変更の理由であった。パルサーによる簡易処理を四セット実施した。

六回目（前回から三週間後、初診から四ヵ月後）：娘は夜中にうなされているが睡眠は深くなり、園で昼寝ができるようになった。また夜泣きはなくなり、癇癪が減ったという。パルサーによる簡易処理を二セット実施した。母親にも自然に甘えている。母親は、布団に入ってしっかり眠れており、怖い夢は減ったという。仕事でのうっかりミス対策が面接の中心的話題になった。パルサーによる簡易処理を四セット実施した。母子ともに峠を越えたという表情をしている。

七回目（前回から三週間後）：娘は、夜泣きも癇癪もないという。ニコニコしてパルサーを自分から握り、簡易処理を二セット行う。ＡＳＤ的なところはほぼみられなくなった。この回も、母親の話題の中心は仕事でのミスであった。パルサーによる簡易処理を四セット実施した。

八回目の外来では、薬を飲まなくても大丈夫という話になった（この回に、慌てて公表の許可を得た。そろそろこなくなりそうだったからである）。九回目はドタキャン。母子ともに調子がよいので、仕事が一段落したらまた母子で予約を入れると、のちに外来に連絡が入った。

治療経過のまとめを記す。複雑性PTSDの診断基準を満たす母親と、ASD診断の娘の組み合わせである。母子並行治療を実施した。母子ともに簡易型トラウマ処理を実施し、娘の癇癪、恐怖症状は軽快した。また娘の対人関係や行動は著しく変容し、ASD診断はおそらく誤診と判断された。母親の気分変動、不眠、身体の不調は軽快し、母親は仕事に通えるようになった。このように、治療は滞りなく進んだのであるが、それにしてもこのドタキャンの頻度はどうだろう。予定どおり受診したのは二回のみであり、きちんと服用していないので間があいても薬が残っていたりもしているが、それでもなお何度か、とくに母親のほうが途中で薬が切れている。

ドタキャンの分析

取り上げた症例はドタキャンの後で、きちんと（?）受診しているのでまだよいほうである。二回、三回と予約を取り直し、そのうちに受診が途切れてしまった、しかも明らかに治療が必要な重症の症例も実に多い。これまでわが国で精神科外来のキャンセルについて検討された論文は、ほぼすべて、いわゆる境界性パーソナリティ障害への精神分析的精神療法においてのキャンセルである。それゆえ、分析への抵抗や防衛としてのキャンセルという解釈にほぼ限定されていた[1,3,4]。しかし、上に提示した症例に示されるように、転移をめぐる病理だけでは説明が困難である。発達性トラウマ障害と複雑性PTSD親子のドタキャンの背後にある病理を考察してみたい。

1―重症な解離の存在

先のスパーらの研究では、PTSDと(and/or)薬物依存にドタキャンが多い理由として、治療に対する両価的な感情を取り上げている。しかし複雑性PTSDレベルになると、解離の常在がむしろ大きな問題である。このグループの解離のすさまじさは、治療で向き合った経験をもつ者以外にはなかなか伝わらないのではないかと感じることも多い。少しでも不快なことは意識から弾き飛ばしてしまう、自分が作った昨日の夕食の献立を思い出せない、出来事を時系列で辿ることができない、等々。瞬間瞬間を生きているという状況も決して稀ではない。解離性同一性障害(Dissociative Identity Disorder：DID)を抱えていると、治療にきた人格以外は、治療の記憶を捨てていたりする。提示した症例では父親(母親の夫)がASD的な人で、母親の外部記憶装置のような働きをしてくれていたのだが、それでも上記のような状況である。

2―ADHD

先に触れたように、ADHDの存在はドタキャンの一つの大きな要因となる。被虐待によって生じる発達性トラウマ障害において、学童期には非常に高率にADHDやASDの臨床像が認められる。[8] 戦闘モードが持続する中で、多動性の行動障害と、衝動的な傾向、さらに社会性の欠落が生じるからである。この発達障害の臨床像は、成人になっても残遺することが多い。提示した症例が仕事に就いた時に示すうっかりミスは、解離と不注意いずれとも判別が困難であった。

3―対人関係の障害

外来治療は、非常に特殊な形ではあるが、対人関係の一つである。複雑性PTSDの診断基準にあるように、彼らは対人関係を維持することに問題を抱えており、抜きがたい人への不信が存在する場合がむしろ普通である。DIDの場合には、治療場面で主人格に向かって「信用するな」とつぶやく人格がいたりする。おそらく、解離よりも不注意よりも、この要素こそが、複雑性PTSD患者の予約どおりの受診を妨げる要因になっているのだと考える。そして少しよくなると、もう大丈夫とばかりに受診が途切れる。その多くは、だいぶ時間が経った後で、また不調になったと再受診をする。こんなことが何度か繰り返され、いつの間にか本当に来院しなくなって卒業となる。

4―社会的な練習の不足

どのように表現すればよいのか悩むのであるが、複雑性PTSDの患者と接していて、「約束を守る」といった社会的規範をそもそも学ぶ機会がなかったのだろうと感じる人が稀ならずいる。残念ながら、社会的養護の中で育ち、親になった人にとくに多い。上記の対人不信に重なるが、ネグレクトの後遺症でもあるのだろう。このような場合、逆境を乗り越えて家庭を作り上げた人として、この親たちに尊敬の念を込めて接することが何よりも重要であると感じる。

有効な対策はあるのか

複雑性PTSDの病理について考えると、かつて境界性パーソナリティ障害の治療においていわれていたことと重なる。というよりも、境界性パーソナリティ障害とは何だったのか。複雑性PTSDがその中心の問題であることは疑いない。そもそもパーソナリティ障害全体が、発達障害と複雑性PTSDによって再構成を行うことが求められていると筆者は考える。

被虐待の親子をめぐるドタキャンは、いずれも複雑性PTSDの病理に密接に絡んだ問題ばかりである。つまり、それほど簡単に克服できるとは考えられない。すると必要なのは、ドタキャンをなくすよりも、ドタキャンを治療の妨げにしないための諸工夫である。

1―診療のサポートのためのシステム

筆者の主たる外来である浜松市子どものこころの診療所においては、ソーシャルワーカーおよび外来看護師が、ドタキャンの後のフォローを実施し（電話をかけることも積極的に行い）、次の予約を取るためのサポートを行っている。また日常的な相談を常時受けている。さらに地域の保健師や児童相談所のスタッフが、同行受診をしてくれる場合も多い。このようなサポートが、不安定な親子のか細い治療意欲と診療をつなげている。

2―診療のうえで必要な工夫

不安定な親子への治療を行うにあたって、筆者はさまざまな臨床的な工夫を積み重ねることになった。一つはトラウマ処理における工夫である。なるべくトラウマを想起させることを避け、できるだけ短時間の処理を用いて、身体的不快感の処理を重ねることである。つまり日常的な傾聴型の臨床とは真逆の対応が必要になる。

第二は、高用量処方を行わないことである。抗うつ薬や抗不安薬はなるべく用いず、極少量処方と漢方薬の組み合わせによる薬物療法に限定する（ＴＳ処方）[8]。このグループはドタキャンだけでなく、大量服薬による事故も実に多い。一度に二週間ぶんを服用されても、またいきなり服用を止められても安全な量を維持することが重要である。実は極端な少量処方で十分有効に働くのである。

そして何よりも、このような不安定な親子を治療するとなると、ドタキャンとドタカムをニコニコと受け入れる気持ちを常に維持することが必要である。それなくしては、そもそも治療が成立しないというのが、この小論のささやかな結論である。

（すぎやま・としろう）

Ⅱ

子どもとかかわる現場から

7
「いじめられている」と言えない子どもに、大人は何ができるか

荻上チキ　NPO法人ストップいじめ!ナビ/評論家

沈黙の条件

「いじめられている」と言えない子どもに、大人は何ができるか――。編集部からこのような問いをいただいた。いじめについての相談体制を作るのは重要だが、被害者と相談先との「ラストワンマイル」を埋めることがなければ、いくら窓口を設けても意味がない。

まず前提として、児童がいじめについてどの程度相談するのか/しないのか、データを確認してみよう［図表7-1］。大津市で児童に対して行ったアンケートでは、いじめ被害の経験をもつ者のうち、誰かに相談した経験をもつ者の割合は、小学校から中学校にかけて減少している。大津市の場合、教師に対する相談割合は横ばいであるものの、親への相談の割合が減少し、それが大きく寄与する形で、「誰に

図表7-1　被害者の相談先（文献1）

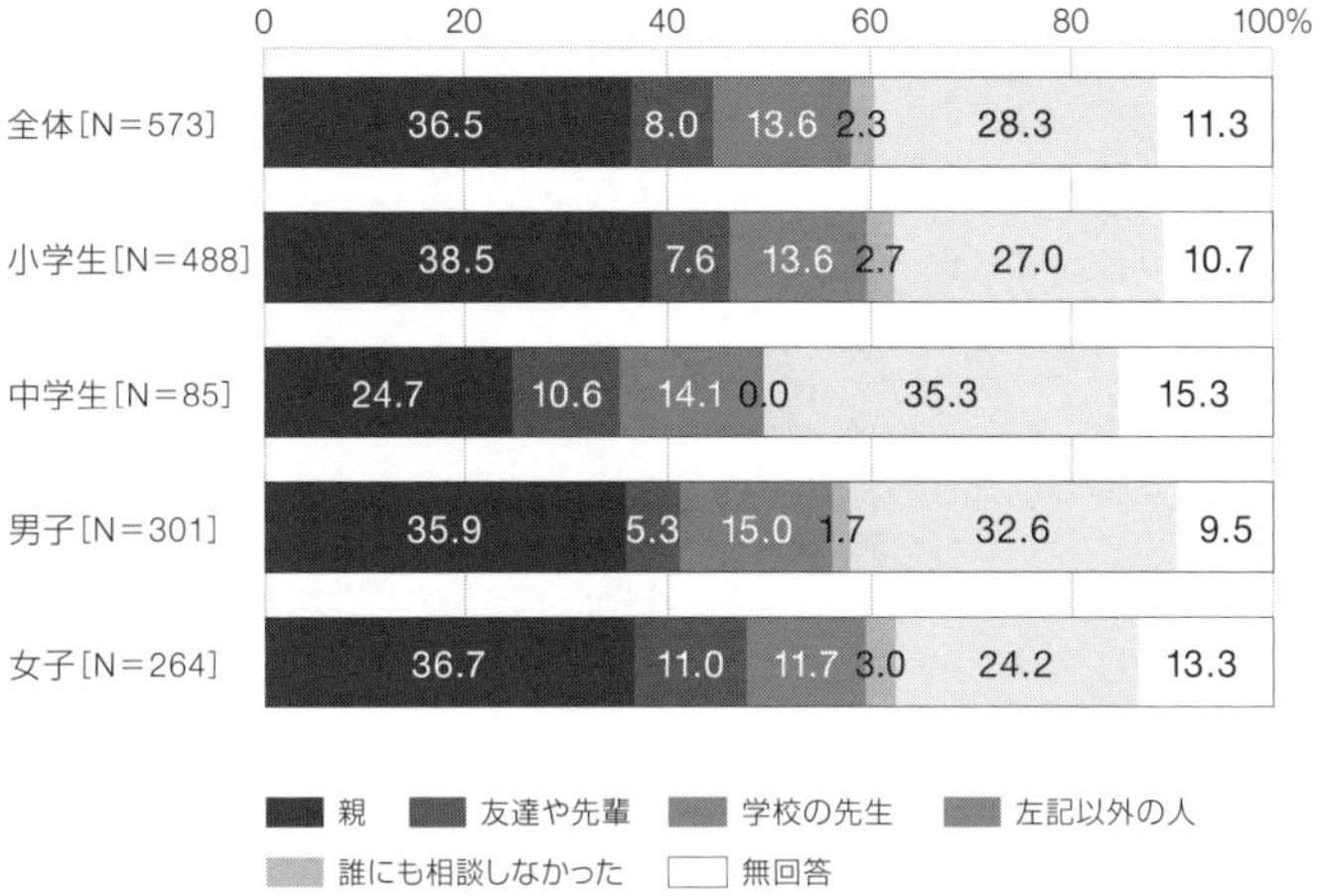

も相談しなかった」の割合が増加している。他の類似調査でも、学年が上がるほど大人への相談率が下がることが示唆されている。

なぜ児童は相談しなくなっていくのか。自己解決できるようになったから？　受けるストレスの度合いが下がるから？　そうした事情もあるかもしれない。他方で、いじめを相談しなかった理由についての複数のアンケートが明らかにしているのは、その他の要因が無視できないということだ。たとえば「親に迷惑をかけたくない」「いじめがより悪化する」といった理由である。

こうした児童の沈黙の背景を分析することは、対策を考えるうえでも重要だろう。そこでまず、代表的な「沈黙の条件」の類型を列挙してみたい。

【主要な「沈黙の条件」】

・状態的無力感：加害によって精神的に追い

つめられているため、相談することができない状態にあること
・学習性無力感：これまでの大人の振る舞いを観察してきた結果、相談しても無意味である、あるいは悪化してしまうと学習してしまったこと
・正常性バイアス：自分の被害体験を低く見積もり、相談するような大事ではないと判断してしまうこと
・告発を無効化する文化：チクるのは恥ずかしいことであり、弱虫やズルさの象徴であると思い込まされてきたこと
・アクセサビリティの欠如：孤立状態にあったり、身近な大人との関係が良好でないことなどから、相談する相手がいないこと
・出口の啓発不足：何かあったら相談していいと知らされていなかったり、相談手段を知らなかったり、匿名の相談先などの啓発が不十分であること
・自己犠牲的な配慮：相談することで、親を心配させたくない、教師の手をわずらわせたくないと考えてしまうこと
・報復への恐怖：相談したことが露呈することで、逆恨みされ、さらなる攻撃を誘発してしまうのではないかと恐れること

被害について沈黙するのには理由がある。単純化していえば、告発するインセンティブを奪われてい

る状態にあるためだ。しかし実際には、いじめについて相談した場合は、改善される割合が高いことが複数のデータから明らかになっている。第三者が介入することで、固定化されていた権力関係が解きほぐされ、攻撃を制御するモードがその空間にもたらされうるためだ。

相談するための訓練

半数近い児童が、被害を受けても誰にも相談できていないこと。このことを前提として、どのようなアプローチを行えばいいのか。①いじめが起きにくい環境をつくること、②相談しやすい環境をつくること、③本人や周囲が相談するための訓練を行うこと、④本人が相談しなくても解決できる状況をつくること、などの対応が必要だろう。

このなかでとくに見落とされがちなのが、「相談するための訓練を行うこと」だ。コミュニケーションのなかで不当な体験をし、それを自分だけでは解決しがたい場合、第三者の助けを適切に求めることが必要になる。若い時にそのスキルを身につけておくことは、発達後、いかなる場面でも重要になる。盗難を見かけて警察を呼んだり、病人を見つけて救急車を呼んだりするのはその代表例だが、ハラスメントからの離脱やＤＶ相談などにおいても同様だ。

ＮＰＯ法人ストップいじめ！ナビでは、「いのちの生徒手帳プロジェクト」を展開してきた。中学生の生徒手帳をはじめとして、児童が常備するアイテムのなかに、いじめを受けた時の対応策を記しておくのである[図表7-2]。それはただ携帯されるだけでなく、学校や教員から詳細が説明される必要があるものだ。いじめ対策に関する記述は、ただの知識の提供でなく、学校と児童との約束ごとであると説明する。それにより、相談による解決期待や、いじめ発見者による通報率を向上させることが狙いである。

現在のいじめ防止対策推進法では、いじめ対策の主任教員を設けることや、いじめ情報を学校として共有することが定められている。「担任の教員に相談したけれど何もしてくれなかった」という状況は法の趣旨に反しており、教員は相談を受けた場合、他の教員と情報共有するとともに、いじめ対策のチームで対応にあたらなければならない。

ネットジャーゴンなどでは、ゲームアプリなどの表現を拝借して、当たり外れの多いシステムのことを「ガチャ」と呼ぶことがある。たとえば家庭に恵まれなかった場合に、「親ガチャ失敗したわー」と自嘲するといった具合だ。それと同様に、「担任ガチャ」「学校ガチャ」という呼び方をする者もいる。児童は担任を選べず、またクラスメイトを選べない。その強制ガチャが「外れ」であった場合、「人生ハードモード」となり、生き地獄のような経験をしてしまうというわけだ。

いじめ防止対策推進法で、学校内での情報共有が義務づけられている。これはある意味で、「担任ガチャ」によるハードモードからの救済策ともいえる。担任制度が、そのままセクショナリズムや教室別の聖域化につながってはならず、話しやすい教員なら誰でも相談していいということを児童に伝えること。そのために、いじめ対策の主任教員や校長への連絡手段を伝えることを、「いのちの生徒手帳プロジェクト」では推奨している。

図表7-2　いのちの生徒手帳

いじめ防止宣言

いじめ・いやがらせは許されない行為です。学校は、いじめ・いやがらせに対して適切な対応を行い、全ての生徒に安心して教育を受けられる環境を提供することを約束します。

いじめ・いやがらせにあったら

1 被害の記録をつけよう。
2 誰かに相談し、一人で悩みを抱え込まないようにしよう。
3 保護者、学校にいじめ・いやがらせの事実を訴え、具体的な対応を求めよう。

いじめを見つけたら

見たことを大人に報告しよう。見て見ぬふりも、いじめ・いやがらせ加担の形です。

保護者・先生以外の相談先

「チャイルドライン」（民間NPO）
0120-99-7777／月〜土16:00〜21:00
「24時間いじめ相談ダイヤル」（文部科学省）
0570-0-78310／24時間対応
「子どもの人権110番」（法務省）
0120-007-110／平日8：30〜17：15

いじめ・いやがらせノートの記入例

年　月　日（　曜日）天気

● 今日あったこと

1）いつ

2）どこで

3）誰と誰から

4）言われたこと、されたこと

5）それを見ていた人は？

6）そのときや今の気持ち

詳しい記入の仕方は、下記に記しています。
http://stopijime.jp
「ストップいじめ！ナビ」

また、学校そのものへの対応が不満であったり、学校には相談したくないという事情を抱えている児童もいるため、地域のNPOやチャイルドライン支援センター、国や自治体が設けている相談先を記しておくことも勧めている。子どもにとっては、家庭と学校が「世界のすべて」になりがちで、第三の場所（サードプレイス）を自力で築きにくい。いじめなど、自力では解決困難な状況に陥った場合に、出口のない恐怖に囚われることから解放するためにも、外部の相談先の明記とアナウンスが求められるのである。

昨今では、いくつかの行政機関や民間団体が、LINEでのいじめ相談事業を行っている。イギリスのチャイルドラインでも、電話相談だけでなくチャット相談を設けたところ、年々件数が増加し、電話相談と同規模の多さになった。日本のチャイルドライン支援センターも二〇一八年より、チャット相談を本格スタート。その結果、電話相談に比べて、「人間関係の相談」と「家庭に関する相談」の割合が多く占めているのは興味深い違いである［図表7-3］。

ただし、チャイルドライン関係者にヒアリングを行ったところ、電話相談に比べてチャット相談のほうが、対応に要する時間が多くかかってしまうというデータが出ているという。こうしたウェブ相談事業の今後の課題としては、支援体制を強化するのはもちろんのこと、ある程度はAI対応にすることや、一定程度の主訴は事前にワークシートとして埋めてもらうなど、メソッドの洗練化の検討も必要となるかもしれない。

「相談訓練」によって、被害から離脱する手段は、可能な限り、個人の身体技法として身につけておく必要がある。それは単に、相談体制を説明したり、相談先を伝えることにとどまらない。より具体的なワークを通じて学習される必要がある。

自殺対策の分野では、緊急措置的な「短期認知行動療法」が編み出されている。臨床心理士のクレイグ・ブライアンが作成した「危機対応計画」は、ストレスに耐えがたかったのはどんな状況か、参っている時でもよいと思えるものは何か、といった項目を記述させる。そのうえで、ワークシートの最後に、ホットラインなどの緊急相談先をメモしてもらう。このワークショップそのものは三〇分程度ですむが、受講した者はその後、約半年間の自殺率が大きく下がったと報告されている。

いじめもまた、自殺などにもつながりうる大きなストレス要因である。いじめを受けた時、あるいは目撃した時、どのように対処すればよいか。救命訓練や護身術の練習のように、あらかじめワークショップを実施しておくことで、「相談という道があること」を想起しやすい状況をつくることが重要だろう。

図表7-3　チャイルドライン支援センターの相談内容(文献2)

主訴(1%以上のデータ抽出)	チャット	電話
学校・フリースクール	**33.7%**	**26.1%**
人間関係	19.7%	14.2%
いじめ	4.8%	5.2%
勉強･成績に関すること	3.2%	3.0%
不登校	3.0%	0.9%
その他	2.9%	2.9%
部活	**5.1%**	**3.0%**
人間関係	3.1%	1.5%
その他	2.3%	1.9%
性	**4.3%**	**17.0%**
家庭	**15.3%**	**10.8%**
人間関係	9.0%	5.3%
虐待	2.6%	3.0%
暴力	1.2%	0.4%
その他	2.6%	2.2%

また、どれほど軽度なストレスであろうと、それは対処されるべきものであり、大人や周囲の手を借りてよいものであると理解してもらうこと。そのためにも、「いじめ」の定義は広いものであり、市民社会では許されざるものであると伝えることが大人の役割でもある。

定義を広く理解してもらうためには、あらかじめ事例を交えながら、いじめのメカニズムを伝えることが有意義だ。先に挙げた「沈黙の条件」についても、そのような理由で相談を自粛する必要はないのだと啓発することも求められる。

相談を受ける側の姿勢

他方で、相談を受ける側の姿勢も改善される必要がある。

いじめの社会理論においては、加害者がみずからの加害性を否定するための「中和の技術」があると指摘されてきた。もともとはD・マッツァらが非行研究の文脈で作り上げた概念で、認知的不協和を解消するため、自分たちの行為を「悪いことではない」と中和するために繰り出される〝イイワケ〟の型がまとめられている。

非行と同じく、いじめ加害においても、「いじめではなくふざけているだけだ」と〈加害の否定〉を行ったり、「相手に先にやられたから応じたまでだ」と〈被害者の非難〉をするといった、類型的なリアクションがしばしば見受けられる。こうした類型をあらかじめ示すことにより、加害行為を否定し、いじめを継続およびエスカレートさせていくような雰囲気や学校風土にくさびを打つことが肝要だ。

いじめ相談の現状を鑑みれば、こうした加害者のリアクションに着目するだけでなく、相談を受けた者の、相談者を傷つけてしまうようなリアクションについても注意を向けなくてはならない。被害者の訴えを無効化してしまうようなリアクションは、「学習性無力感」を与えたり、孤独感を強化したりしてしまう。問題のあるリアクションには、たとえば次のようなパターンが見受けられる。

【いじめ告発に対する問題反応】

・加害の否定：「彼はそんな人ではないはずだ」「うちの子に限ってそんなことはない」「勘違いではないか」「それくらいで大げさだ」
・被害者の非難：「あなたに隙があったのではないか」「あなたが強くならなくては」「縁を切れと言っただろう」「喧嘩両成敗、お互いさまではないか」
・受忍の押しつけ：「許してあげなさい」「その年齢ではよくあることだ」「一年生のうちは我慢することだ」
・楽観的な不関与：「かまってほしいだけだから、無視していればなくなるよ」「別のことでいつか見返してやりなさい」
・非対応の宣言：「証拠がないと何もできないよ」「それくらい自力で解決しなさい」「問題を起こさず仲良くしなさい」

相談を無効化するのは、何も保身や面倒くささのためだけではない。相談を受けた側が、暴力感受性の低い人間であった場合、あるいはサバイバーズバイアスの強い人間であった場合などにおいては、さまざまないじめの訴えを、無理解によって退けてしまうこともある。こうした誤った対応は、大人のハラスメントやＤＶ相談、性暴力の相談においてもしばしば見受けられる。そのため学校は、いじめ対策の行動計画を策定するだけでなく、大人の暴力感受性、すなわちいじめなどへのアラートが早期に機能するように啓発しつつ、エスカレートする前の段階から早期介入を行えるようにしなくてはならない。そのためには、行政が教育現場に、十分な人材と時間を確保することが必須なのはいうまでもない。

目撃者の役割

それでも本人が相談できないようなケースは多々ある。そのためにも、目撃者の役割が重要となろう。従来、いじめの社会理論では、いじめの構造を成り立たせるのは、いじめの被害者と加害者だけでなく、部分的にかかわり囃し立てる「観衆」と、いじめを目撃しているが何もしない「傍観者」の四層構造であると指摘されてきた。森田洋司の「いじめの四層構造」論である。

ただし、目撃者がただちに、このいずれかに分類されるわけではない。目撃者には、いくつかの選択肢が常に与えられている。「観衆」や「傍観者」としていじめの構造を温存するか、あるいは別の役割を演じるか。ここでの別の役割とは、いじめを食い止めるために介入する「仲裁者」、いじめのモードをキャンセルするために話題を逸らすなどする「スイッチャー」、いじめ被害者に寄り添う「シェルター」、そして大人などにいじめ被害を報告する「通報者」などがある。

本人がいじめ被害を訴えにくい場合でも、周囲が対応することでいじめが解消するケースは多くある。そのため、いじめについてのアナウンスをするのであれば、目撃者となった際の選択肢を提示すること、すなわち仲裁者になれなくてもシェルターや通報者になれることを説明することが効果的だ。

通報者として振る舞う際には、被害を訴える際と同様、いつ、どこで、誰が、どのように、誰を、どのくらい、攻撃していたのかを伝える必要がある。「いのちの生徒手帳プロジェクト」と同時に、ストップいじめ！ナビでは、弁護士チームによる出張授業を行ってきたが、その際には具体的な例示とともに、いかなるケースがいじめにあたり、法的にはいかなる問題として位置づけられるのか、生徒ともに考える内容を展開している。そのような授業もまた、いかなる行為を加害行為として通報すればいいのか、共有するための助けになるだろう。相談を受けた際には、当然ながら教員などが、先のような問題ある類型的対応をすることによって、相談者を傷つけるようなことはしないと伝えておくことが求められる。

相談する側の選択肢と、相談を受ける側の選択肢を複数化すること。それを、知識としてのみならず、技法として共有すること。「道徳」の授業などで、漠然とした「優しさ」の芽生えを期待するにとどめるのではなく、こうした具体的実践が取り入れられるようになることを願っている。

（おぎうえ・ちき）

8

「NO」と言えない子どもたち
——酒・タバコ・クスリと援助希求

嶋根卓也　国立精神・神経医療研究センター精神保健研究所／公衆衛生学

先日、非常勤講師を担当している大学の講義で、学生に「薬物乱用と言えば？」と尋ねた。ある学生から「そりゃ、『ダメ。ゼッタイ。』ですよね」という答えがすぐに返ってきた。たしかにそうであろう。彼らは小学校から高等学校まで一貫して、薬物乱用の恐ろしさや危険性について教わってきたのだ。わが国の薬物乱用を始めさせないための取り組みは、法規制や取り締まりも含めて、まぎれもなく超一流である。そして、「薬物乱用は犯罪である」「ドラッグは使ってはいけない」という確固たる価値観のもと、薬物乱用に対して「NO」が言えるように教育されてきたのである。

しかし、さまざまな理由から「NO」と言えず、酒・タバコ・クスリを始めてしまう子どもたちもいることを忘れてはいけない。そして、「NO」と言えない子どもたちのなかには、援助希求性が乏しい子どもがみられる。このような子どもたちの異変に気づき、早期解決に導くためにはどうすればよいか。

「ダメ。ゼッタイ。」で終わらせる従来型のアプローチでは、その予防効果はあまり期待できないだろう。それどころか、「ダメ。ゼッタイ。」を強調しすぎると、かえって周囲の無理解や差別・偏見を助長してしまう可能性すらある。援助希求性の乏しい子どもたちは、自身で薬物の問題を抱え込み、周囲の大人にSOSを出せず、結果として急性中毒や依存症など深刻な状況に発展する場合もある。

これらを踏まえ本章では、子どもたちを取り巻く飲酒・喫煙・薬物乱用の現状を概観し、酒・タバコ・クスリに対して「NO」と言えない心理社会的な背景を探っていく。さらに、「NO」と言えない子どもたちがいることを前提とした「ダメ。ゼッタイ。」で終わらせない支援について提案したい。

酒・タバコ・クスリの現状

ヒトは、いつから酒・タバコ・クスリを始めるのだろうか。薬物依存者の過去に遡ってみると、その出発点は思春期にある。図表8-1は、薬物依存者が各薬物を開始した年齢を尋ね、その平均値を並べたものである。[1] 情報源は、民間の回復支援施設として知られるダルク（DARC）の利用者である。ダルク利用者といっても、薬物依存症のみならず、アルコール依存症やギャンブル依存症の背景をもつ利用者もおり、年齢層も幅広い。そこで、利用者の属性を揃えるため、三〇代の薬物依存者のみを抽出し、開始年齢の早い順序に並べてみた。

薬物使用は、一四歳の飲酒、喫煙から始まり、一〇代のうちに有機溶剤（一五・九歳）、ガス（一七・四歳）、大麻（一八・五歳）を経験していく。そして二〇代になると覚せい剤（二〇・二歳）、ＭＤＭＡ（二〇・五歳）、コカイン（二一・三歳）、ヘロイン（二一・三歳）とより依存性の高い薬物が登場する。また、処方薬（睡眠薬、鎮痛薬など）や市販薬（鎮咳薬、風邪薬など）といった医薬品の乱用もみられるようになる。一方、危険ドラッグについては、脱法ハーブなどの製品が登場したのが二〇一一年以降であるため、結果としてその他の薬物よりも開始年齢が遅くなっている。もちろん、全員がすべての薬物を経験しているわけではないが、中学生時期の飲酒や喫煙が薬物乱用の出発点であることには疑いの余地がない。

では、青少年を取り巻く酒・タバコ・クスリの状況はどのようになっているか。国立精神・神経医療研究センターが実施する「飲酒・喫煙・薬物乱用についての全国中学生意識・実態調査」からその一端をつかむことができる。[2]この調査では、全国の現役中学生を対象とし、飲酒・喫煙を含めた薬物乱用の実態を調べている。一九九六年から隔年で、これまでに計一二回の全国調査が実施され、主として飲酒・喫煙・薬物乱用の動向をモニタリングしてきた。

二〇〇〇年以降、喫煙経験率は急激に減少し、二〇一八年調査では喫煙経験率は全体の約二％にとどまっている［図表8-2］。これはピーク時である一九九八年の一〇分の一以下にあたる。喫煙率の大幅減少の背景には、二〇〇〇年に一部改正された未成年者喫煙禁止法の影響がある。タバコを販売する際には対面による年齢確認が義務づけられたことや、年齢識別式の自動販売機が導入されたこと、販売価格の値上げなどの取り組みにより、中学生がタバコを入手しづらくなった。また、対象者の親世代についても喫煙率の低下が認められ、家族からの影響が減じたことも背景にあるのかもしれない。

図表8-1　薬物乱用の開始年齢の一覧（文献1）

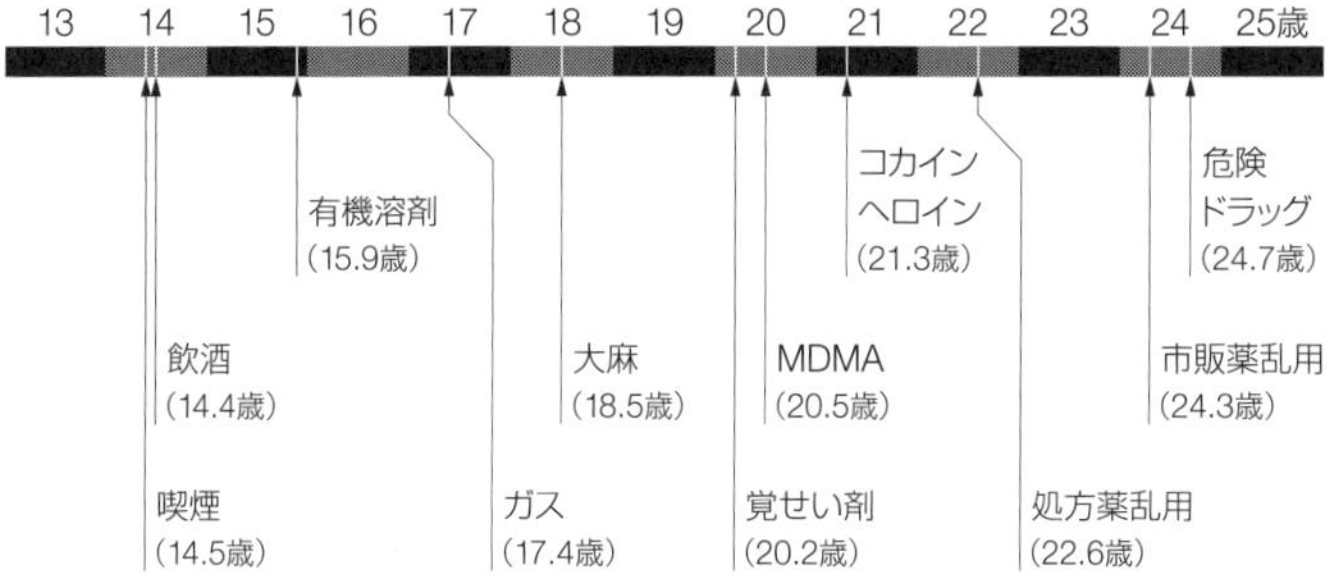

全国46施設のダルク利用者のうち薬物依存の背景のある30代の利用者（n=168）

図表8-2　中学生における喫煙および飲酒の経験率の推移（1996〜2018年）（文献2）

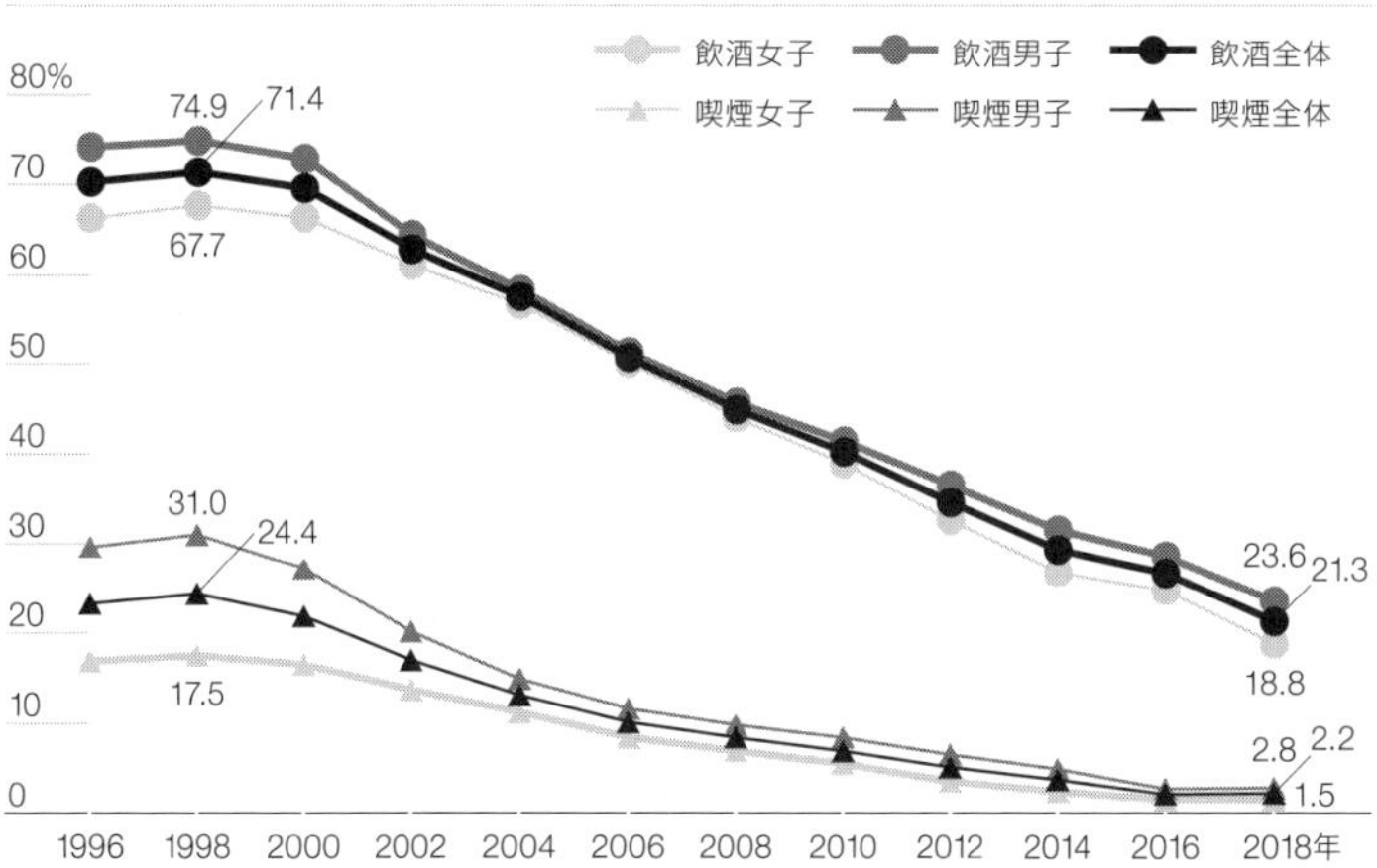

酒類の販売についても、未成年者飲酒禁止法の改正により販売時の年齢確認が徹底されるようになったものの、二〇一八年における中学生の飲酒経験率は二一・三%であり、喫煙経験率に比べて一〇倍以上高い。喫煙率同様、二〇〇〇年以降減少傾向にはあるが、飲酒の頻度や量の多い「問題飲酒群」は減少していないという指摘もある。[3] そもそも飲酒経験率の高さの背景には、わが国の飲酒に対する寛容性が影響していると考えられる。飲酒経験をもつ中学生の多くが、具体的な飲酒機会として「冠婚葬祭」や「家族との食事の場面」を挙げている。このような保護者の監督下における飲酒行動がその後青少年にどのような影響を与えるのかはよくわかっていない。しかし、大人が不在の状態での「仲間内だけの飲酒」を行う者、「イッキ飲み」経験を有する者は、薬物乱用の危険性が高いことが報告されている。[4,5]

続いて薬物乱用の状況を図表8-3に示した。青少年の薬物乱用の代名詞であったシンナーなどの有機溶剤の吸引が年々減少しているため、全体として減少傾向にある。しかし、二〇一四年から二〇一六年にかけて大麻使用率の若干の上昇が認められている。男女ともに増加しており、これは一般住民における大麻使用者数の増加、[6] 大麻取締法違反による検挙人員の増加とも共通する。[7] 大麻使用は「個人の自由である」「少しくらいならかまわない」と考える若者が近年増加していることが報告されており、[6] こうした意識の変化が大麻使用の増加に影響しているのかもしれない。

いずれにせよ、薬物乱用経験をもつ中学生は全体の〇・五%程度にとどまる。とはいえ、二〇〇人に一人の割合である。中規模クラスの中学校であれば、各校に一名から数名程度の薬物乱用経験者が存在することになる。このように、薬物問題は限られた地域の限られた子どもたちに起きている問題ではなく、

図表8-3　中学生における薬物乱用の生涯経験率の推移（1996〜2018年）（文献2）

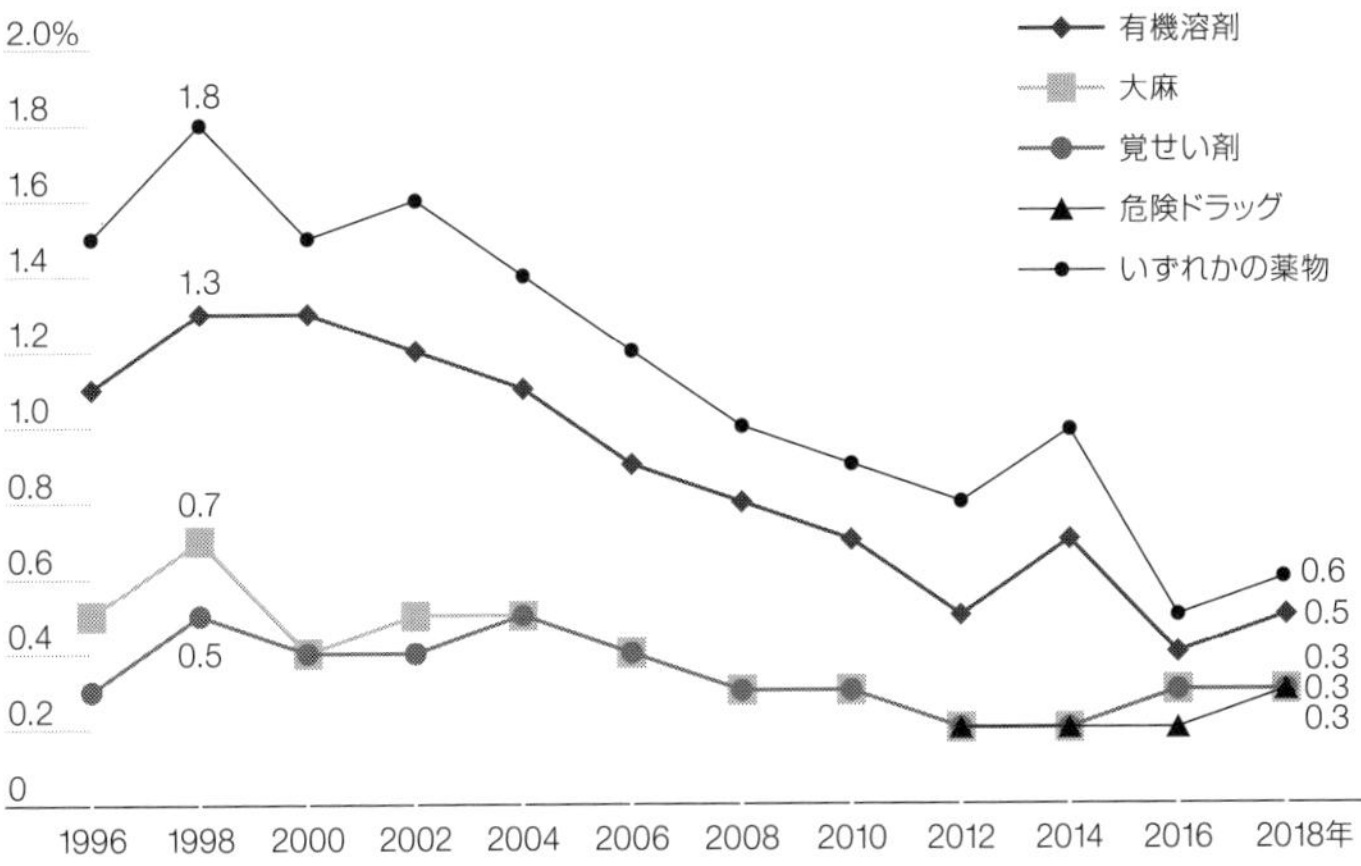

「いつでも、どこでも」起こりうる問題なのである。

なぜ「NO」と言えないのか

なぜ子どもたちは「酒・タバコ・クスリ」に対して「NO」と言えないのだろうか。「ダメ。ゼッタイ。」型の予防教育を推進する人たちのなかには、薬物乱用の危険性についての正しい知識を教えることを重視する専門家も少なくない。しかし、彼らは薬物乱用の危険性を知らないから手を出しているわけではない。実際、薬物乱用の経験者と非経験者との間には、薬物乱用の健康被害に関する知識の周知率に有意な差がみられないことが明らかにされている。[2]

人が薬物を使う背景にはいくつかの理由があるといわれている[8]［図表8-4］。青少年期における薬物乱用の入り口として無視できない理由が「好奇

図表8-4　なぜ人は薬物を使うのか
（文献8をもとに著者が日本語に翻訳）

1. 気持ちよくなるため
—To feel good

2. パフォーマンスを上げるため
—To do better

3. 好奇心とピア・プレッシャー
—Curiosity and
"because others are doing it"

4. 気分を変えるため
—To feel better

心とピア・プレッシャー」である。夜の繁華街に集まる若者を対象とした調査によれば、危険ドラッグの入手先は、ヘッドショップやインターネットを通じた購入よりも、身近な友人のほうが多く、乱用動機としては「友人や知人から誘われたから」という回答が最も多いことが報告されている。[9] こうしたピア・プレッシャーから薬物使用を開始する者のなかには、みずから進んで使うという場合だけでなく、「嫌われたくないから『NO』と言えない」「空気を読んで、あえて『NO』と言わない」という場合もあるだろう。実際、薬物依存者による体験談では、「弱く見られるのがいやだった」「ヒマな時間を埋めたかった」「自分の居場所がなくなることを恐れて」などを背景として、薬物乱用を開始していることが報告されている。[10, 11] そこからは、「NOと言いたい気持ち」と、「NOと言えない気持ち」が混在する両価性（アンビバレンス）を感じ取ることができる。

援助希求性という観点からは、「気分を変えたい」という理由にも着目したい。気分を変えたいという動機は、今すぐにでも変えたいくらいつらい気分を抱えているという意味である。薬物依存者には、「自己評価が低く自分に自信がもてない」「人を信じられない」「本音を言えない」「見捨てられる不安が強い」「孤独で寂しい」「自分を大切にできない」といった共通点があることが指摘されている。[12] 一時的な多幸感や酩酊感を味わうことができる薬物は、直面するつらい気分を麻痺させ、先送りできる便利な道具となる。そういう意味では、彼らにとって薬物を使うことは、不適切な方法とはいえ、「生きづらさ」への対処行動であったと理解することができる。薬物乱用を始めるきっかけは「好奇心とピア・プレッシャー」かもしれないが、低い自尊感情をベースに薬物乱用を繰り返し、薬物にハマっていく背景には、こうした「生きづらさ」が関与している場合が少なくない。実際、薬物依存者の七〇％以上が、中学生までに何らかの被虐待経験を有することが報告されている。[13]

「NO」と言えない子どもたちの支援

最後に、「NO」と言えない子どもたちの支援を「集団に対する予防教育」および「個別支援」の両面から考えていきたい。

薬物乱用防止教室など集団を対象とする予防教育においては、危険性や違法性を強調するだけの「ダメ。ゼッタイ。」で終わらせない、プラスアルファの働きかけが求められる。つまり「酒・タバコ・クスリ」に対して「NO」を言わせるだけのアプローチではなく、「NO」と言えない子どもたちと向き合い、「困ったらどうすればよいか」についても伝えていく必要がある。

予防教育のなかでは「ひとりで抱え込まず、信頼できる大人に相談してほしい」と相談に対するハードルを下げるような声かけをしながら、SOSを出しやすい雰囲気を作っていくことが重要であろう。

たとえばスクールカウンセラーや養護教諭など、校内において個別支援が可能な具体的な職種について説明をすることや、精神保健福祉センターなど地域の専門機関についての情報提供も必要である。また、対人援助職に課せられる守秘義務があることにも触れつつ、警察に通報されることなく、安心して相談できる体制があることも伝えていきたい。

一方、子どもたちの異変は、大人が気づくよりも先に子どもたち同士が感じ取っている場合が少なくない。そこで、健康リスクの高い子どもたちが相談・支援につながりやすくなるように健康リスクの低い子どもたちに「ゲートキーパー」になってもらうよう働きかけていくことも予防戦略としては有効と考えられる。「ゲートキーパー」とは自殺対策で用いられている概念であり、「悩んでいる人に気づき、声をかけ、話を聞いて、必要な支援につなげ、見守ること」を主な役割とする。

スクールカウンセラーなど学校心理臨床に携わる者であれば、酒・タバコ・クスリに対して「NO」と言えない子どもの個別支援にあたる場合もあるだろう。「NO」と言えなかったことに対して反省を促したり、叱責したり、「二度と使いません」と誓わせたりすることは、一方的に「否定された感」ばかりが残ってしまい、結果として援助者に対して正直になれない可能性がある。依存症支援の観点からは、酒・タバコ・クスリの背後にある両価性を探りながら、再使用防止に向けた動機づけを行うことが望ましいと考えられる。また、これらの問題を学校という組織のなかで「誰とどこまで」を共有していくのか、管理職等とあらかじめ協議をしていくことも必要ではなかろうか。国内における飲酒・喫煙・薬物乱用にかかるいかなる法律にも警察への通報を義務づけた条文はなく、守秘義務を優先してかまわない。長期的な支援を行うためには、精神保健福祉センターや依存症専門病院など地域の専門機関との連携を検討していくことも必要であろう。いずれにせよ、互いの顔が見える形での有機的な連携が求められる。

（しまね・たくや）

9 虐待・貧困と援助希求
――支援を求めない子どもと家庭にどうアプローチするか

金子恵美　文京学院大学人間学部／社会福祉学

支援を求めない子どもと家庭

今日の地域には、周囲との関係が閉ざされた家庭内で、複雑な課題を抱えて生活する人がいる。支援を求めない子どもと家庭の特徴は、第一に孤立しセルフ・ネグレクトの状況で、子どもと親自身のwell-being（よりよく生きること、自己実現）が脅かされていること、第二に周囲はそれをうすうす感じていても家庭の拒否にあって地域での介入が困難なこと、第三に閉じられた家庭内の情報は漠然として都道府県が有する法的権限で介入する根拠がないことである。引きこもりやセルフ・ネグレクトなど、みずからの意思でwell-beingを放棄している人々にどのように対応できるかが、地域の課題となっている。とりわけ、みずから権利を行使できない子どもの問題は深刻である。

図表９‐１は、地域から孤立して支援が届かない家庭内で、放置された問題が累積していく状況を図式化したものである。閉ざされた家庭内には、心身の不健康や不衛生、生活問題などの複合的な不利が生じ、そのリスクは最も弱者である子どもに向かう。そうした家庭は、子どもにとって安心・安全で自分らしさを発揮できる生活の場となっていない。

一九九〇年度に、児童相談所が受けつけた相談内容に「児童虐待」の項目が設けられて以降その件数は年々増加し続け、全国二一〇ヵ所の児童相談所における平成二八（二〇一六）年度の児童虐待相談対応件数は一二万二五七八件となっている[1]「図表9-2」。少数の特別な親の養育の問題と見過ごすことができない深刻な子どもの人権侵害であり、児童虐待をストップさせることは喫緊の課題となっている。

図表9-1　社会的排除が生み出す問題の連鎖と累積

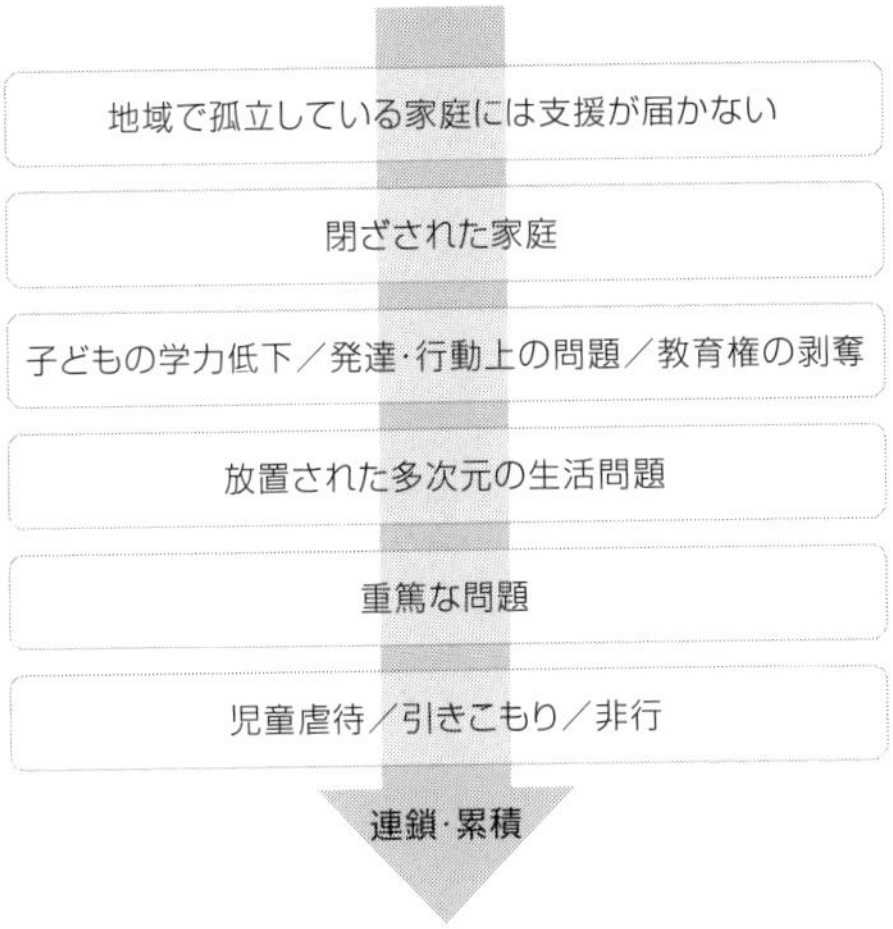

しかし社会関係を閉じた家庭は変化を望まず、介入を拒否する。社会の側も、何だかおかしいと感じつつ、子どもと家庭から介入を拒否されるため、見守り以外の方法はないと家庭へのアプローチを諦める。閉ざされた家庭内では、子どもの学

力低下、発達・行動上の問題、教育権の剥奪という連鎖が生じ、放置された多次元の生活問題は累積して、重篤な児童虐待や引きこもり、非行の拡大につながっている。

社会的排除

複雑な生活課題を抱えた子どもと家庭は、なぜ支援を求めないのであろうか。閉ざされた家庭にいる人は、「支援者の顔は笑っていても、目は笑っていない」と語る。困っている時には放置し、問題がどうしようもなく膨れあがってから笑顔で近づいてくる支援者への敵意がある。その根底にあるものは、助けを求めようにも迷惑だと避けられ、あるいは偏見によって拒まれてきたという体験であり、社会に対する不信である。閉ざされた家庭の問題は、人間関係の困難や資源の活用力など個々の要因のみで解き明かすことはできず、多様な要因が複合的に絡み合って累積し、社会からの介入の阻止が積み重なるプロセスにあると捉えるべきものである。その結果として、子どもと親はwell-beingへの意欲や将来展望を抱けず、諦めや不信を表出して、社会との関係を閉ざしている。

図表9-3は、このようなミクロからマクロにいたる社会的排除の課題を図式化したものである。まずミクロレベルでは、閉ざされた家庭には「かかわることができない」という障壁が最初に立ちはだかっており、当事者のワーカビリティ、当事者と支援者の関係性をいかに生み出すかという課題がある。メゾレベルでは、家庭内で何が起きているかがわからず、介入の根拠や方法を得られないことから、地

図表9-2　児童相談所での児童虐待相談対応件数の推移（文献1）

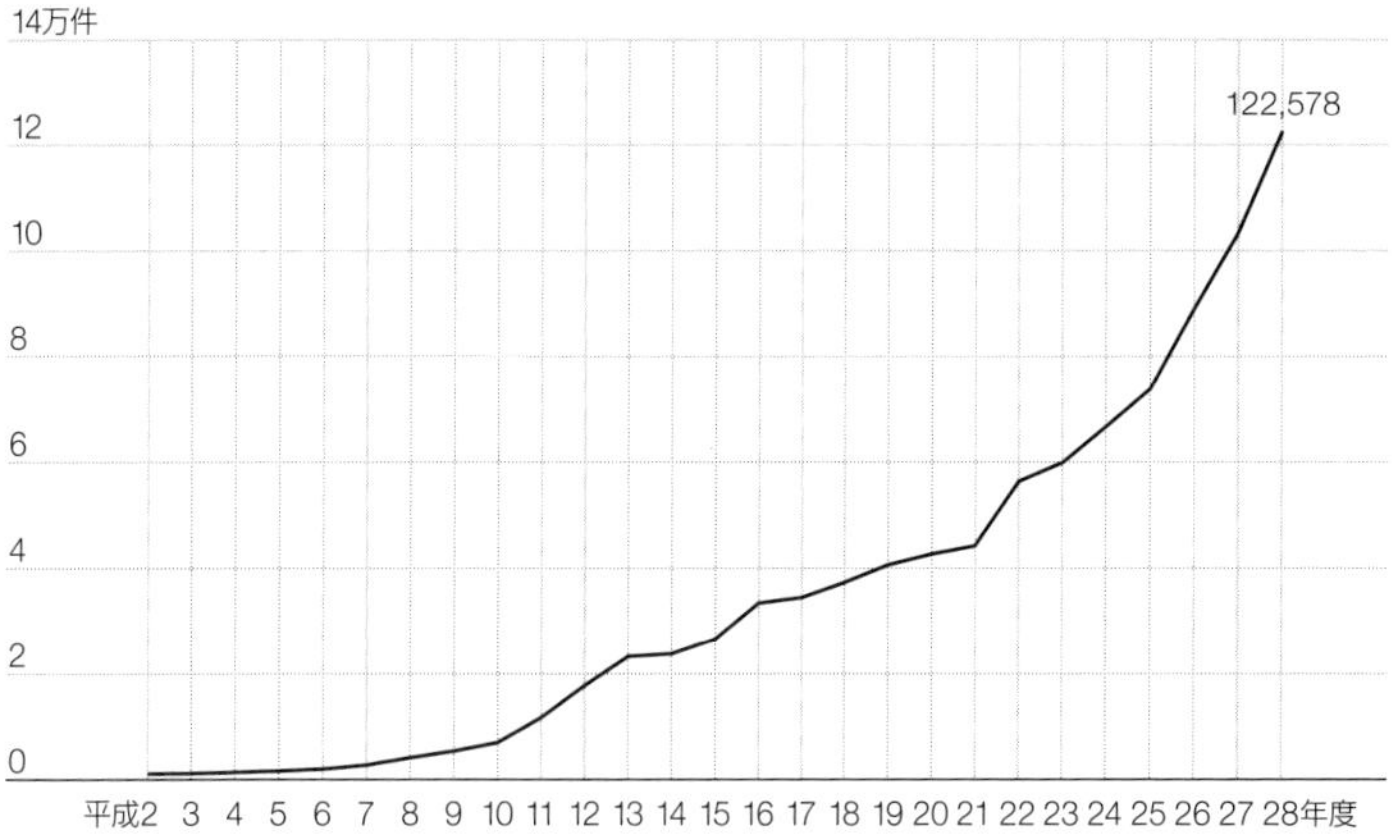

図表9-3　ミクロからマクロにいたる社会的排除の課題

ミクロ	当事者のワーカビリティ 当事者と支援者の関係性	子どもと親がwell-beingへの意欲や将来展望を抱けずに、諦めや社会への不信を表出して、関係を閉ざしている状態である	人間関係の困難や資源の活用力など個々の要因のみで解き明かすのではなく、多様な要因が複合的に絡み合って累積し、介入の阻止が積み重なるプロセスにあると捉える
メゾ	地域システムの整備	地域は、何だかおかしいと感じていても、子どもと家庭から介入を拒否されるため、見守り以外の方法はないと、家庭へのアプローチを諦めてきたケースである	
マクロ	共生社会の醸成	社会は、これらの子どもと家庭の問題を、限られた個人の問題として排除してきた	

社会からアクセスしない限り、家庭は閉ざされたままであり、問題は連鎖する

域の人は何だかおかしいと感じながらも問題が重篤化して外部に明らかになるまで遠巻きに見守っているという状況があり、地域システムをいかに整備するかという課題がある。そしてマクロレベルでは、このような家庭が問題のある家庭、迷惑な家庭として排除されている状況に対して、地域社会の一員として受け入れ、参加を促進する共生社会の醸成という課題がある。

支援を求めない家庭へのアプローチ

このような支援を求めない子どもと家庭に対して、これまで親の同意がなくても介入(子どもの保護)ができる制度が検討され、法改正が繰り返されてきた。しかしそれにもかかわらず、児童虐待は増え続けている。なぜならば、法的介入のためには明確な基準とエビデンスが不可欠であり、家庭内の情報がわからないなかでの漠然とした危機感では介入ができないからである。また法的権限による介入は、「子の利益が著しく害されている」という子どもへのダメージが明らかとなった後の対症療法であり、予防活動や家庭の養育機能補完・支援のために行われるものではない。水面下で起きているニーズへの支援がなされていないことから、家庭内の問題が膨れあがり、爆発して表面化することが続いている。連鎖し、重篤化している虐待の拡大を防ぐためには、問題が顕在化して法的権限による介入にいたる以前に、支援を求めない子どもと家庭にアプローチすることが必要である。

地域は法的権限をもたないが、多様な社会資源とネットワークによる日頃からの継続的なつながりを

図表9-4　地域の強み（文献2）

	日頃からの継続的な関係	地域ネットワーク	在宅支援サービス	親の意に反した介入	立ち入り調査権	親子分離（保護）
都道府県	×	×	×	○	○	○
市町村	○	○	○	×	×	×

もっていることが強みである［図表9-4］。このような地域の強みを活かして、多領域にわたる専門職や関係者からなるネットワークを形成し、チームとして協働して、戦略的なアウトリーチを行う。このためには、多領域にわたる専門職の調整と協働、地域社会資源の開拓やバックアップ、制度・基盤の整備など、多岐にわたる包括的なマネジメントが必要である。日本におけるケースマネジメントは、介護保険制度の開始にともない導入されたことから、限られた量のなかでいかに効率的なサービスを組み立てるかという「パッケージ・マネジメント」として捉えられている。しかし支援を求めない子どもと家庭には社会への不信や諦めがある。ここに介入するためには、多職種協働のネットワークによるアウトリーチを展開して、家庭に寄り添い、当事者とともに問題を解決していく必要があり、多彩な社会資源のつながりをマネジメントする機能が重要となる。

まずは、多様な地域関係者がもっている漠然とした情報を一ヵ所に集約することで、子どもと家庭のニーズを早期にキャッチし、多様な社会資源をマネジメントして家庭にアウトリーチを行うことができる。初期のアプローチでは、社会から疎外されてきた子どもと家庭がもつ不信・

敵意や、こだわり、自己評価の低さを理解し、寄り添い、親子自身が表現することを尊重・応援し、親子をエンパワメントする。閉じられたドアがかすかに開き、社会への関心や支援への求めが芽生えていることを見逃さずに、これを認めたり、励ましたり、勇気づける。とくに家庭訪問では、親と子がそれぞれ何を大切に思い、家庭がどのような文化を育んできたかをキャッチし、尊重する。こうして築いた関係性をもとに、経済的安定、居住環境、子育て支援、家事支援、関係調整、健康など、生活問題を直視することを促す。親子が困っていることについてともに考え働くことを通して、親子自身が問題を解決していくことを支援し、生活の基盤作りを進める。生活課題がある家庭への支援では親に目が向きがちだが、子どもの自立支援のために子どもに直接的な働きかけを行うことは、子どものwell-beingを守るうえで重要であり、家庭の変容を図るうえでも有効である。子どもの大人への信頼作りから始まり、安心できる居場所作り、自己肯定感を高める対応、ニーズに応じて子どもの自立支援プログラムや心理的ケアを行い、医療を確保する。このプロセスで、子どものポジティブな希望や意見表明を敏感にキャッチしてすくいあげ、合意形成を図る。法的強制力をもたない地域での支援では、とりわけ説明・提案は重要である。親子と経過を共有し、納得・合意を得たうえで、ライフステージに応じたネットワークを作りあげていく。

家庭の理解者や直接的に家庭とつながる資源が増えるにつれて、関係者間で認識や戦略を共有できると同時に、家庭の揺れ動きにも対応できる強く柔軟なネットワークとなっていく。支援を求めない子どもと家庭は、関係が作りにくいだけでなく、切れやすい。しかし一ヵ所との関係が途切れたとしても、他につながっている先があれば、支援は継続する。さらに多様な関係者が連なり、円環のネットワークとしてつながっていくことは、親子を直接的に支えるだけではなく、関係者が相互に支え合うものとなる。親子は柔軟で強いネットワークの中心であり、多彩な関係者との交互作用により生活に変化が生じる。それは諦めていた人生にポジティブな意味づけを見出すことであり、自己肯定感を高め、価値や生きている意味を再構築する。子どもは自分のことを心配してくれる大人の存在を感じることで夢と希望をもつことができ、ともに困難を乗り越えてくれる大人に支えられて努力し、達成することができる。

だが、リスクの高い家庭は揺れ動きが激しい。したがって、将来までを見通した対応を検討・準備しておくことも重要である。具体的には、エビデンスを蓄積することによって、先を見通してチームを作り、協働する。たとえば、子どもの保護も視野に入れて、児童相談所と地域が早い時期から連携することで、家庭と対峙する役割を児童相談所が戦略的に担い、地域は家庭に寄り添うことができる。

当事者主体のネットワーク構築による社会的包摂

問題が顕在化してダメージを受ける前の予防的対応が繰り返し強調されながら、制度の狭間を埋める具体的な手立てが明らかでないことから、閉ざされた家庭内でリスクが連鎖し、深刻化している。時間が経過するほど解決は困難となり、法的権限を用いて介入した時には、重篤な問題が生じている。この現状を打破し、子どもと家庭のwell-beingを守るためには、地域の多彩な社会資源のつながりを柔軟に機能させ、アプローチを行っていくことが求められる。子どもと家庭の個別のニーズに寄り添い、地域の多彩な社会資源からなるネットワークをマネジメントすることによって、壊れてしまう前に家庭を支え、拡大・複雑化する児童虐待、引きこもり、非行などの社会的リスクの連鎖を断ち切ることができよう。それは支援を拒否する人が、社会とのかかわりに同意するという変化のプロセスであると同時に、ネットワークの側も、困難な課題がある人の排除から包摂へと転換するプロセスである。

（かねこ・めぐみ）

Ⅲ

医療の現場から

10 認知症のある人と援助希求

――BPSDという用語の陥穽

大石 智　北里大学医学部精神科学／精神医学

認知症疾患医療センターが委託されている医療機関で診療をしていると、地域の医療機関で医師が困っている事例の紹介を受けることが多い。情報提供書には「暴力や暴言などのＢＰＳＤに対して薬物調整を行いましたが、改善しないため」という表現をよく見かける。

入所施設へ訪問診療に行くと、看護師や介護士から「夜間の徘徊や不眠、他の利用者への迷惑行為などのＢＰＳＤに対して、薬でなんとかならないでしょうか」と対応を求められることが多い。

認知症のある人への支援について、多職種が参加する事例検討会の議論を聞いていると、「もの盗られ妄想などのＢＰＳＤに家族も支援者も困っている事例に対して薬物療法が行われましたが、なかなか改善しません」という意見をよく耳にする。

このように、医療や介護の現場では、ＢＰＳＤ（Behavioral and Psychological Symptoms of Dementia：

認知症の行動・心理症状）という言葉がさかんに飛び交っている。

医師、看護師、薬剤師、介護支援専門員、介護士など、どの職種を対象とする研修に足を運んでも、最も多い質問はＢＰＳＤへの対応である。医療と介護の現場で支援する人が困っているのは、やはり認知症のある人のこころや行動の変化である。とくに支援への拒否は、支援する人を消耗させる。暴言や暴力は支援を届けたい人の情熱を冷ます。しかしＢＰＳＤについて相談を受ける時、認知症のある人のこころと行動の変化をＢＰＳＤとして捉えること自体が、支援を困難化させているように感じることもある。ＢＰＳＤという言葉で解釈するのではなく、援助希求能力という視点で考え、私たちがとりがちな支援姿勢を見直す必要性を感じている。

そこで本章では、認知症のある人のこころや行動の変化の理由を考え、ＢＰＳＤという言葉で解釈することの問題点、援助希求能力という視点で考えることの必要性、求められる基本的な支援姿勢を中心に整理する。

こころや行動が変化する理由

認知症のある人のこころや行動に変化が生じた時、それをＢＰＳＤとして認識した支援者は、変化の理由が認知症のもたらす脳の変化であると解釈していることが多い。しかし認知症のある人のこころや行動の変化の理由は、脳の変化ばかりではない。

入所施設へ訪問診療に行き、介護への拒否や暴言への対処として薬物療法を求められたが、拒否や暴言の理由が補聴器を使用できない状況だったことがある。介護への拒否や暴言がいつからどのように生じたのかを介護士に尋ねたところ、もの忘れがあるから補聴器をなくされては困る、間違って誤飲でもされたら一大事と判断し、補聴器を家族に持ち帰らせた後から、拒否や暴言が生じていた。補聴器なしでは会話することが困難な人にとって、補聴器のない状況は、介護士や他の入所者が何を言っているのかわからず、希望や困りごとを伝えても相手がどのように理解しているのかまったくわからず、ただただ困惑することの連続だったに違いない。補聴器を家族に預けたことを記憶にとどめることができなくなっていれば、聞き取れないことの困難さについて助けを求めることも難しいことは想像にかたくない。補聴器の使用を再開したところ、拒否や暴言が消退した結果から考えても、拒否や暴言の理由が認知症による脳の変化ではないということは理解しやすい。認知症による脳の変化というよりも、「聞き取りにくい、伝えにくい、私が困っていることをわかってほしい」という困難さとして理解することができれば、薬で対処するのではなく、補聴器を使用していただくという解決策にたどり着きやすくなる。

難聴によるコミュニケーションの困難さ以外にも、身体の困りごとが拒否や暴言、不眠、活動性の低下の理由になっていることは珍しくない。合わない義歯による歯肉の痛み、便秘による腹部膨満感、皮膚の乾燥による掻痒感が理由になっていることはよく見かける。こころと行動の変化を認知症による脳の変化がもたらす症状と認識するのではなく、「身体の不快な症状をなんとかしてほしいという願い」かもしれないと認識することは、潜んでいる理由にたどり着くことを助けてくれる。

「大声をあげて興奮するから、薬でなんとかしてほしい」と介護士に相談された入所施設の看護師から、「意味のない大声ではなく、〝さみしい〟と言っていました。フロアで放っておかれたら、さみしく感じるのも当然です」と、ため息交じりに打ち明けられたことがある。大声を「自分がなぜここにいるのか、いつ何をしたかわかりにくくなっている私を、一人ぼっちにして不安にさせないでほしい」という願いと理解することができれば、大声を薬で鎮めるのではなく、望ましい解決策にたどり着きやすくなる。身体の不快な症状をなんとかしてほしいという援助希求として理解する以外にも、こうした孤独、不安、恐怖などの不快な心情をどうにかしてほしいという援助希求と理解することも重要といえる。

妄想という解釈が生み出す問題

アルツハイマー型認知症のある人を診療していると、「もの盗られ妄想に困っています。薬で改善できないでしょうか」と相談されることがある。この場合の妄想とは、しまったものの場所がわからなくなり、探し回るが見つからないなかで、特定の同居している家族や訪問する介護士が盗んだに違いないと確信する現象を意味している。もの盗られ妄想と呼ばれる現象が、認知症の脳の変化によるものであれば、共通した脳の変化がある多くのアルツハイマー型認知症の人に生じてよいように思える。しかしこうした現象が生じる例は、それほど多いわけではない。

もの盗られ妄想が生じている人の話を聞いていると、一人で過ごすことが多く孤独を感じている人、プライドが高く批判されることを強く嫌ってきた人、もともと配偶者、子、嫁との関係に課題のあった人、援助希求行動の少なかった人が多い。ものをしまった場所を忘れてしまい困り果てているが、そうした失敗をあの人には指摘されたくない、非難されたくない、それでもなんとかしたいという願いが、もの盗られ妄想と呼ばれる現象の理由になっていると理解できる。そうであれば、薬が効果を発揮してくれるようには思えない。ものをたびたび紛失することによって生じる困惑、自己肯定感の低下を周囲が理解し、「ものをなくして困ったらいつでも言ってほしい」と伝えることのほうが、薬よりも優先される。そして、本人がものをしまいそうな場所を把握し、何かが見当たらないと打ち明けてきた時には、本人がしまいやすい場所へ導き、見つけることができた体験を増やしていくことが望ましい。

配偶者が外で不貞をはたらいていると思いつめる嫉妬妄想と呼ばれる現象にも、同様のことがいえる。もともとあった配偶者との関係性や、配偶者の留守中に配偶者が外出した理由を忘れてしまい、不安や孤独感が強まるなかで、「私を一人にしないでほしい」という思いを配偶者や周囲の人々に伝えづらいことが理由になっているように思われることが多い。

認知症のある人が事実とは異なる、誤った揺るぎない信念をもつ時、支援する人はそれを妄想と気軽に呼ぶが、「妄想＝抗精神病薬療法」という先入観は、妄想と呼ばれる現象が生じる背景にある理由を丁寧に検討する努力を失わせてしまう。

認知症のある人は記憶障害、見当識障害を背景に失敗を繰り返しやすくなる。失敗は自己肯定感を低下させる。周囲からの失敗への叱責はそれに拍車をかける。自己肯定感が低下し、周囲から叱責を繰り返されれば、周囲に助けを求めづらくなるのも当然であり、それが本人のこころや行動の変化に影響を及ぼしていると考えることができる。

薬が関連して生じる変化にも援助希求能力が関与する

徘徊と呼ばれていた行動が、アルツハイマー型認知症治療薬による頻尿のためにトイレを探せども見当たらず、歩き回っているだけだったということがある。同様に、認知症治療薬が関与して生じている不眠が、支援者にはＢＰＳＤとしての不眠と認識されることがある。また、認知症治療薬が関与して生じている錐体外路症状のために日常生活動作が困難となり苛立っているのに、支援者にはＢＰＳＤとしての苛立ちと認識されていることもある。

こうした現象は認知症治療薬だけが関係して起こるものではない。制吐剤や抗精神病薬による下肢のむずむず感から生じる多動や苛立ちがＢＰＳＤとして認識されていることもある。

服用している薬による副作用を解決するためには、本人が服用していることを記憶し、副作用かもしれないと疑い、薬の副作用かもしれないと周囲の人々に相談することが鍵になる。しかし記憶障害は服用していることを忘れさせ、副作用に関する説明内容を忘れさせる。こころや行動に生じている変化と薬の関連性に気づくことができなくなれば、薬にまつわる困りごとを誰かに相談しようという行動は生まれにくくなる。そして認知症のある人のこころや行動の変化＝ＢＰＳＤという認識は、薬の副作用かもしれないという考えを妨げ、原因として疑わしい薬の減量・中止という判断を遅らせる。そして「BPSDをなんとかしたい」という認識は、新たな向精神薬の追加をもたらし、新たな向精神薬の副作用はBPSDと呼ばれる現象を複雑困難なものにしてしまいかねない。

援助希求しづらい理由

このように、支援する人がBPSDと表現する変化は、認知症のある人が困難な状況を解決したいけれども、助けを求めることができず生じる変化と理解することができるのではないだろうか。それでは認知症のある人が、助けを求めることができなくなるのはなぜだろうか。そこには本人の自尊心や自己肯定感の変化が関与している。

たとえばアルツハイマー型認知症が生じると、日時や場所を認識することが苦手になる。新しい出来事、見聞きしたこと、思ったことを記憶にとどめることが苦手になる。ものをしまった場所を忘れて、探しものが増える。外出先で買うべきものを間違えやすくなる。暗証番号を忘れやすくなり、ATMで必要な現金をおろすことが難しくなる。こうして日常生活のなかで失敗を繰り返しやすくなる。失敗を繰り返すことは自尊心を傷つける。自己肯定感は低下する。さらに失敗を指摘されることで自尊心についた傷は深まり、自己肯定感はさらに低下する。恥の意識も強まる。自尊心の傷、自己肯定感の低下、恥の意識は誰かに助けを求めることへのためらいを生み出す。

そもそも多くの人は援助希求能力が高いわけではない。人に助けを求めることに恥の意識をもつ人も少なくない。そこに認知症による変化が加われば、ますます援助希求しづらくなることは想像しやすい。時々、家族や支援する人から、手助けしようとすると拒否が強まるということを聞くことがある。そこには認知症のある人が抱いている恥の意識への想像が不足しているように思われることがある。支援する人には、認知症のある人が困ることのないよう手助けすることが求められるが、同時にこうした本人が抱きやすい心情を想像し、恥の意識を強めないさりげなさも求められるように感じている。

援助希求能力という視点で考えることの効用

認知症のある人が抱きやすい心情を想像しながら、援助希求能力という視点でこころと行動の変化を考えることは、さまざまな効用をもたらしてくれる。

ＢＰＳＤとして解釈することは、「それは認知症の症状だから薬でなんとかしたい」という認識をもたらしやすい。しかし拒否、暴言や暴力、妄想と呼ばれる変化に薬物療法がもたらしているのは、実は鎮静という副作用の二次利用にすぎないことが多い。こころや行動の改善が得られているように見えても、それは単に鎮静効果によって静穏化されているにすぎない。そしてこころや行動の改善が得られたように見えても、薬物療法は廃用性の筋力低下、誤嚥、転倒などを引き起こし、結果的に本人のＱＯＬを低下させかねない。

しかしこころや行動の変化を援助希求能力という視点で捉えることは、「助けを求めているのだとすれば何に困っているのだろうか」と、支援する人が変化の理由を検討し、対応を考える姿勢をもたらす。これが援助希求能力という視点をもつことの最大の効用といえる。薬物療法はこころや行動の変化に対する対症療法にすぎない。変化の理由を検討することは、変化に対する根本的な治療といえる。

こころや行動の変化を症状として解釈するのではなく、助けを求めていると解釈し、なんらかの困難さを抱いていると認識することは、支援者に認知症のある人に対する温和で支持的な姿勢をもたらしてくれる。このことも、援助希求能力という視点で考えることの効用だ。そうした姿勢は、支援する人と認知症のある人との間に良好な関係性をもたらす。良好な関係性は支援する人への相談しやすさをもたらし、認知症のある人の援助希求能力を高めてくれる。

筆者はかつて診療の際に、認知症のある人ではなく、同行した家族とばかり話していた。それは筆者が認知症のある人に対して「尋ねても覚えていないから意味がない」「尋ねても困っていることを正確に思い出し、陳述することができないから意味がない」と決めつけていたといえる。恥ずかしいことだが、筆者のなかに認知症のある人へのスティグマがあったと認めざるを得ない。こうした診療姿勢は、本人に「医師と家族が私のことを批判している」という認識を生み出しかねず、診療への忌避感、医師や家族への忌避感を与え、援助希求能力を低下させかねない。このような診療をしていては、認知症のある人のこころと行動は改善しないばかりか、悪化しやすくなる。

同行する家族と支援者を労いつつも、認知症のある人を中心に考える診療に変わってから、本人が援助を求めやすくなる診療をこころがけるようになった。援助希求しづらいことも含めて、認知症のある人が抱きやすい心情について、「もの忘れが増えると失敗を指摘されることへの不安や恥ずかしさが強まるものです」「恥ずかしさが強まれば、困っていることを誰かに伝えにくくなるものです」と、努めて代弁することをこころがけるようになった。この代弁に対して、本人はたいてい否定することなく、うなずき承認する。病識がないといわれることの多い認知症だが、心情を代弁することに対して承認する様子を見ていると、家族からどんなに「もの忘れがある、自覚が足りない」「取り繕ってばかりだ」と指摘されている人でも、困難さを自覚し、病識はあるのだと感じる。そして本人の心情を代弁することは、本人の援助希求能力に良好な影響を及ぼすだけではなく、心情の代弁を聞く家族にも、本人への適切な理解を促す。それは家族と本人の関係性にも良好な影響を及ぼしてくれる。

援助希求能力という視点で認知症のある人のこころを見つめることは、支援する人の基本的な姿勢によい影響をもたらし、支援の質を高める。認知症のある人のこころと行動の変化は、支援する人のこころにも影響を及ぼし、困難さをもたらすが、援助希求能力という視点で認知症のある人を見つめることは支援の質を高め、結果的に支援する人を助けることになる。

おわりに

認知症のある人のこころや行動の変化をＢＰＳＤとして解釈することの問題点、援助希求能力という視点で考えることの必要性、その効用について整理した。中井は認知症のある人の行動は自尊心を取り戻そうとしている姿であるということ、もの盗られ妄想は記憶の喪失の実感を伝えようとしている姿であることを述べている[1]。中井のこの指摘は、認知症のある人のこころと行動の変化は、自尊心の傷つき、記憶障害がもたらす困難さのなかで、「私が存在していることを尊重してほしい」「記憶が失われやすいなかでも失敗を叱らず、できることをさせてほしい」と助けを求めている姿であると言い換えることができる。

認知症のある人が素直に「助けて」と言えない理由には、人々の認知症への恐れ、スティグマが深いということもある。しかし認知症のある人による勇気ある語りは、認知症になっても「助けて」と言いやすい社会を作ることに大きく寄与するのではないかと期待している。若くしてアルツハイマー型認知症を発症した丹野智文さんによる『丹野智文 笑顔で生きる―認知症とともに』には、丹野さんが発症後、間もない頃に助けを求められず悔しい思いを抱いたこと、「若年性アルツハイマー本人です。ご協力お願いいたします」と記されたカードを作り、困った時は周りの人に見せて助けてもらうようになってからの素晴らしい変化が記されている[2]。この丹野さんの工夫と体験は、認知症のある人のこころや行動の変化を援助希求能力という視点で考えることの大切さを教えてくれる。

二〇〇三年、長野県須坂市が市民を対象に行った「須坂市地域福祉計画策定のための市民福祉アンケート」に興味深い調査結果が記されている[3]。「あなたは近所の人が困っている時、手助けしようと思いますか」の問いに対して、九四・九%の市民が「関わる」、すなわち手助けしようと思っていると回答した。わが国の他者への援助姿勢によい意味で驚きを感じる結果だ。ただし七一・六％は「頼まれたら関わる」だった。すなわち、援助が実現するには「頼まれたら」、すなわち「助けを求められたら」という条件が必要といえる。日本には助けを求められたら援助の手を差し出すことのできる人が多くいる。認知症へのスティグマが低減され、認知症があっても援助希求しやすくなる雰囲気が醸成されていけば、わが国は認知症があっても暮らしやすい社会に近づくことができると期待できる。認知症に関する教育、啓発はますます重要な意味をもつといえよう。

ＢＰＳＤという言葉は、あらゆる略称に共通することだが、専門職にとって言いやすく便利で、なんとなくわかったような気持ちにさせてくれる、そんな手放すのが惜しい言葉といえるのかもしれない。だが、自尊心が傷つきやすい状況、失敗を指摘されやすい状況、役割を失いやすい状況は、医師に相談する前に、周りにいる人々が認知症のある人のこころを想像し理解し、工夫するだけで改善することが多い。しかし認知症のある人のこころと行動の変化をＢＰＳＤと解釈し医療に持ち込むと、こころや行動の変化は「症状」として認識され、過度な医療化を生み出す。それは無用な薬物療法のきっかけになる。

ＢＰＳＤという言葉を使わないで、まずは認知症のある人のこころと行動の変化を、ありのままの言葉で表現するところから始めてみてはどうだろうか。安易にＢＰＳＤと言わないところから始めることが、認知症のある人の支援をよい方向へ導いてくれるだろう。そしてそうした理解を支援する人が近くにいる人たちへ伝えていくことは、認知症があっても安心して暮らしやすい街を作ることに寄与するに違いない。

（おおいし・さとる）

11 未受診の統合失調症当事者にどうアプローチするか
――訪問看護による支援関係の構築

廣川聖子 川崎市立看護大学看護学部／精神看護学

地域において医療・支援の必要性がありながらそれに結びつかない人々が存在していることは、メンタルヘルスの分野においても重要な課題となっている。二〇一七年の寝屋川監禁事件（統合失調症と診断された長女を両親が一五年にわたり自宅で監禁し、衰弱死させた事件）も記憶に新しいが、この例とまではいかなくとも、地域住民との交流を避け家族内で当事者を抱えている例は決して少なくないのではないだろうか。健康が損なわれやすい状況に置かれ、より複雑な社会的問題を抱えた人たちほど適切な医療ケアへのアクセスが困難であるという状況は、半世紀前から「さかさま医療ケアの法則」として指摘されてきた。それは精神科未受診者にも該当し、現在も変わらず存在している。

本章ではそうした、必要がありながらみずからは医療・支援にアクセスしない（できない）精神科未受診の人々への支援に関して、とくに未受診者が多く問題となりやすい統合失調症当事者・家族との関係構築を中心に、支援者側から出向いて支援を届ける「訪問支援」のなかで最も普及している訪問看護でのアプローチについて考えてみたい。

未受診統合失調症当事者の現状

米国の調査では、統合失調症と診断される者のうち少なくとも四〇％は継続的な支援を受けておらず、五〇％もの患者が精神科治療を受けていなかった。[1] また、治療中断に関しては、統合失調症患者の約三分の一が治療開始から九年以内に治療から脱落していた。[2] 一方、日本においては、医療に結びついていない統合失調症と診断される者がどの程度存在するのか、その実態はいまだ正確には把握されていない。

未受診の統合失調症当事者が精神科医療につながりにくく、またその実態が明らかになりにくい背景には、病識の乏しさや病気の否認、パブリックスティグマやセルフスティグマによる低い治療アドヒアランス、妄想等の精神症状による他者への強い不信感、家族システムの病理・脆弱性等による家庭に他者が関与することへの拒否といった、さまざまな要因が重複して存在している。こうした要因により、精神的な異変があらわれていても長期間放置され、近隣への迷惑行為や逸脱行動等の問題が顕著となるまで周囲からは把握されにくい。また、精神疾患であることを周囲に隠すために当事者・家族が近隣住民との交流を避けたり、迷惑・逸脱行為等により地域で孤立していたりと、社会に包摂されていないことも多い。

未受診統合失調症当事者への訪問支援

1―未受診者への訪問支援の現状

このような精神科未受診者の多くは、本人以外から相談が持ち込まれることで保健所等の公的機関によって把握される。そうしたケースへの支援は、精神衛生法改正(一九六五年)以来、保健所を中核とした行政の業務とされ、主に保健師らが訪問指導として家庭を訪れる形でその役割を担ってきた。だがその後、種々の法改正に伴う新規事業の実施、地区分担制から業務分担制への移行、市町村統廃合による業務量の増加や保健師の経験不足等から、未受診者への行政の支援が十分には行き届いていない現状が指摘されている。[3]

現在、精神障害者への訪問支援を行うサービスには、保健所・市町村・精神保健福祉センターといった行政によるもののほか、病院や訪問看護ステーション等の医療機関、相談支援事業所が行うもの、包括型地域生活支援プログラム(ACT：Assertive Community Treatment)等がある。しかしこれらの民間サービスは基本的には精神科治療を受けている人が対象であり、本人もしくは家族の同意を得ていることが前提となる。そのため、未受診者への支援には参入が困難な状況である。

2　精神科訪問看護

精神科訪問看護は、病院やステーションからの看護師・准看護師・保健師・作業療法士・精神保健福祉士による訪問支援サービスである。精神科医が交付した精神科訪問看護指示書および精神科訪問看護計画書が必要であり、計画書は精神科看護の相当の経験を有する保健師、看護師または作業療法士が作成することと規定されている。基本的には週三日を限度とし、標準的な訪問は一日一回一時間程度、一人の支援者が一日に訪問するのは五人程度（八人が上限）であり、患者宅に赴いて支援することで診療報酬が支払われる。

対象者が精神科治療を受けており、本人もしくは家族から同意が得られている、といった支援契約の締結が前提のサービスであることや、対価を得るための種々の条件から訪問方法の柔軟性に乏しいという点でも、未受診者の支援をするには課題が大きい。前述のように行政のマンパワーだけで未受診者への支援をカバーするには限界があり、訪問看護が拒否的な未受診者にも働きかけを行えるよう、訪問を受け入れてもらうまでの関係構築に時間と人的コストをかけられるような仕組みづくりが必要である。

なお現状では、未受診者への訪問は非自発的入院を機に退院に合わせて導入されることが一般的であるが、そのような場合、実際には本人・家族は必要性を感じていないことも少なくない。支援導入間もない頃に脱落が起こりやすいことからも、訪問支援においてはいかに本人・家族と良好な関係を築いていくかが重要となる。

未受診統合失調症者へのアプローチ——家庭に入れるようになるまでの働きかけ

筆者は以前、未受診者の特徴ならびに効果的な支援方法を検討する目的で、自治体が行う生活保護受給者（以下、被保護者）を対象とした未受診者への支援に関する調査を行った。[4] 被保護者は一般人口に比べ精神疾患の有病率が高く、また自殺率についても全国の倍以上の高さであり、そのうち精神疾患を有していた者は七割近くに上ることも示されている。ここでは、その調査から明らかとなった支援困難な未受診者世帯への働きかけについて紹介する。

1—未受診者世帯の特徴

調査では、精神科未治療・治療中断者が存在する世帯において、各種サービスや受診の拒否（時に攻撃性・易怒性）がみられる、世帯内で複数の問題を抱えている、近隣住民等他者との接触を拒否するひきこもり状態の家族員（もしくは世帯全体）が存在する、騒音・居室の汚染等の近隣トラブルを起こし社会的に孤立している、という状況がみられた。未治療のケースは統合失調症、物質誘発性精神病性障害が主であり、本人・家族に身体疾患がある場合も、未受診者の精神症状のためにその治療が阻害されている例も多くみられた。こうした状況から、当初は特定の個人の問題が取り上げられていても、実際には世帯全体が支援の対象であることがほとんどであり、アセスメントにより支援の優先順位を未受診者本人ではなく別の家族員とすべきと判断されるケースも多く認められた。

2　未受診者世帯への接近

こうしたケースでは他者からの接近に拒否が強い傾向があることから、まず導入時に継続的に世帯内に入れるようになるための「支援者および支援を受け入れてもらうための働きかけ」が必要とされる。実際に保健師や精神保健福祉士によって行われている接近方法には、直接会えないことが続いても会うことを急かず電気メーターや洗濯物から生活実態があることを確認しつつ機会を待つ、繰り返し訪問する、メモ等を残し気にかけているという気持ちを伝える、支援者であることを強調しない、対象者のタイミングを崩さないイレギュラーな訪問方法を取る、等があり、こうした工夫により少しずつ支援者の存在を認識してもらう。アクセスできるようになってからは、シャットアウトされないよう、会話や観察の端々から次回以降の訪問につなげられる要素を多くみつける、嫌がる話題は避ける、介入を焦らず本人・家族の訴えをよく聴く、等を意識しながら、本人・家族にとって有害な存在ではないことを理解してもらえるよう努める。また、顕在化している問題への直接的介入以前に、介入しやすくするための環境調整や、家族との相互関係のなかで潜在している問題を把握し支援の優先順位を柔軟に変更する、世帯・環境すべてを見渡したうえで必要な社会資源を組み入れた支援体制を見立てる、等も必要である。

訪問看護によるアプローチ

それでは未受診者が訪問看護につながった後は、どのようにかかわっていくことが効果的だろうか。

1―働きかけが必要な対象の見極め

ケースへの支援を困難にする要素には、家族によるものと本人によるものの二つがあり、それぞれに対し集中的・効果的な働きかけが必要となる。真の障壁（主役）が誰であるか、今集中的な働きかけが必要な対象は誰であるかを見極めることが鍵となる。さらに、支援のプロセスをその主役にシフトすること、本来の支援対象以外の者が主役である場合にもそこでの働きかけに費やす時間と労力を惜しまないことが、最終的に本来の支援の中心であるケースへの接近に効果的に結びつく。

2―関係構築が困難なケースへの働きかけ

関係構築が困難なケースへの働きかけにおいては、前項とも重なるが、対象の防衛を緩和するため「その人の味方であるというメッセージ」「長期的展望をもち相手の変化を待つ・変化を急がない」「侵入しすぎない」という要素をもつ支援を行うことが有効である。支援に拒否的な対象への訪問支援チームに関する英国における報告でも、こうした対象への訪問支援には高度な関係構築技術が必要であるとされている。かかわりが一進一退し予測が困難であることから、長い期間をかけて対象と付き合い、関係を継続させる能力が求められるのである。

また、ケース自身に判断と選択権を委ねた働きかけにより、ケースが自分で感じ、考え、決断するように向かわせることも有効である。小島[5]はひきこもりにある者への支援において、当事者からの答えを根気よく待ち、「（ケース自身が）決めることができる」という場面を設定することの重要性を指摘している。

さらに山本[6]は、人間が互いに侵し合うことなくその関係を生産的に維持できるかどうかは各々の「個」の確立によるとし、エリクソン[7]のいう親密さの危機について、「同一性の未熟さや脆弱さが潜んでいる時には、親密な対人関係をもとうとすること自体が（中略）さらにひどい混乱と自我の病理的退行を引き起こす」と説明している。

本章のテーマとしたような当事者は、精神疾患に加え、長く他者との交流を閉じていることも多く、またいわゆる多問題家族のなかで適切な発達が阻害されてきたことにより、自我が未成熟で脆弱であることが多い。支援者は、ケースの病理的退行を進行させることがないよう配慮しながら、ケースの「個」の確立を助ける方法で関係を築き、相互作用を営みながら変化していくことを目指す必要がある。

3—ケースへの支援を阻害する家族への働きかけ

ツェルヴェック[8]は、米国のPublic Health Nurseの家庭訪問における支援技術について述べるなかで、まず家族と信頼関係を作ることが基盤になるとしている。また、英国の訪問支援チームの活動においても、ケースの支援に至るまでに家族が阻害要因となる例が指摘されており、多岐にわたるニーズに対応した具体的な生活支援、選択権を委ね自尊心を高めるといった働きかけを通し、家族にも支援に参加してもらうことが重要となる。

長年の間、家族がケースを抱え込み、それがその家族の日常になっている例、また家族がケースの病気を否認している例、家族も精神疾患である例など、いわゆる多問題家族・機能不全家族においては、家族の態度はきわめて防衛的・攻撃的であり、問題を指摘されたり話し合いに持ち込まれたりすると支援に対する拒否がより硬化することが指摘されている。家族は、専門家の支援、とくに訪問といった「侵入される」行為に対しては拒否的であり、そのため支援者は、ケースの危機的な状況を把握しているにもかかわらず支援に結びつかないという葛藤を抱えやすい。また、家族と関係を築く前に不用意に介入を急ぐことは、家族の防衛をいっそう強め、わずかな糸口も遮断されることにつながる。

小島[5]は、ひきこもりの家族への支援について「(家族が)長期間にわたって当事者へ使ってきた時間・精神的な苦痛・社会との関係性の苦しさを支援者が承認をする」「子どもの人生の中で生きてきた自分の親人生を卒業することを自分自身で許すことを自身が承認するという支援」をし、家族自身の精神的な自立を支えるという働きかけの重要性を述べている。家族が支援を拒み、ケースへの働きかけを困難にしている場合は、無理にケースへの支援を急がず、家族へのアプローチに集中的に時間をかけ、家族の生活をまず整えていくことも重要である。

4―支援者が媒体となり他支援者を支援に巻き込む働きかけ

英国でのACTの活動においても、支援ネットワーク拡大の必要性が報告されている。支援者は、他支援者をケースの支援に巻き込むため、消極的な他支援者にはみずから積極的に歩み寄り、個々の支援者に責任を負わせるのではなくチーム全体で責任を負うことを共通認識とすることで、それぞれの心理的・作業的負担を軽減し、みなで支援するという感覚を忘れずケースを支えることが可能となる。訪問支援者は、当事者の生活圏でのネットワーク内で顔の見える関係を築き、責任を共有し、みなで支援するというチームの協働意識を強める技術を用いてチーム・エンパワメントを促していくことが重要である。

おわりに

訪問支援は地域ベースの精神保健医療体制において欠かすことのできないサービスであるだけでなく、未受診の統合失調症当事者・家族の生活や病状の改善につながる有効な支援である。現制度においては、行政サービス以外では未受診者に積極的にかかわることが困難な状況であるが、支援につながった際にはそれを途切れさせることのないよう、質の高い支援を提供していく必要がある。

（ひろかわ・せいこ）

12

「人は信じられる」という信念の変動と再生について

——被災地から

蟻塚亮二　メンタルクリニックなごみ／精神医学

私たちは相手と「一〇〇％一致している」からその相手と対人関係を結んでいるわけではない。違いはあっても大事なところで相手を肯定できれば、細かい「ニュアンス」は無視して、「まっいいか」とあいまいな空間を残すことで対人関係を成り立たせている。この空間は、人と人との間に必要な「あそび」である。

しかし震災のように、非日常の場面で具体的な行動や判断が求められる場合には、それまで黙認してきた相手との違いを残しておけない。この時、相手の考えを否定したり、命令したり、相手を否定して傷つけることがある。

このように、震災によって家族や職場の同僚、近隣住民との間で潜在していたズレが表面化し、このズレがきっかけで離婚や友人との仲違いなどに至る場合もある。震災は、個人や集団、地域の対人関係の中にトラウマを引き起こすのである。

同時に筆者は、震災以前の虐待などによる否定的認知の事例にも多くぶつかった。本章では、津波や原発事故の被災者の方々と語り合ううちにみえてきた「人は信じられる」というテーマの変動や再生について、彼らの語りの一部を紹介して考察を試みる。

印象的な語りを通してみる傷つきと再生

この節では、個人が特定されるような被災状況や養育上のトラウマなどについては記載しない。そのため「事例の紹介」とせず、「印象的な語り」の部分のみを取り上げた。

1―潜在していた肉親や親戚との間での傷つき

親戚たちと一緒に避難生活を続けた女性は、目上の親族の言葉に傷つき、震災後に付き合いをやめた。別の女性は、波風もなく穏やかな夫婦生活を送っていたが、両親を津波で亡くした。そして実の父母の葬儀のやり方について夫と意見が一致せず、以来七年たっても彼女は夫を許せない。夫の、親に対する思いやりの薄さに唖然としたのだ。

一方では、津波で友人たちが流されて、夫と二人でないと人との交わりに入っていけなくなった女性もいる。

このように震災は個人や集団にトラウマを残し、現在でも親戚や夫婦関係をぎこちなくしているものもある。

「震災前の人付き合い」と「震災後の人付き合い」の変化について聞いてみると、少なからぬ人が「震災後に人付き合いの範囲が狭まった」という。対人関係の傷つき体験をした人には、人付き合いを回避する傾向が生まれるのである。

2 震災前より付き合いの範囲は狭まったが、より選択的になった

友人たちと震災前のように付き合わなくなった女性は、付き合いの範囲は狭まったが、意識して相手を見定めるようになったという。

また、肉親を亡くして独りぼっちになった別の女性はデイケアに参加することを決めた。そして、「少人数ではあるが久しぶりに自分のことを語ることができた、自分はずいぶんしっかりして強くなった、五年間もよく独りで生きてきた。自分をほめてあげたい」という感想を語った。彼女は「震災の前と今では考え方が変わった」と自己肯定的である。

このように、震災を契機に自分と他人について考えを深め、以前よりも個性的になった人はたくさんおられる。「より選択的で相手を見据えた対人関係」を目指すことは、震災後の対人関係の再生の形なのかもしれない。

3―悲しむ能力と人間に対する信頼感

震災で独りぼっちになった女性は、気分の浮き沈みに苦しんだ。気分が滅入って悲観的な時には涙が出ないし、悲しむことができない。やっと気分が少し上向いて自信を取り戻した時に、泣くことができるのだという。

逆に、いつも他人の中で自分を否定的にとらえてしまう女性は、「絶対泣くだろうと思われるような場面で、いつも泣かない自分がいた」という。

私たちは、悲しみを受け止めてくれる人がいてはじめて悲しむことができる。悲しむことは、他人との肯定的な関係を前提として可能になる情動体験である。孤独で、人間に対する感情が凍りついて麻痺している時には泣くことはできない。悲しむことは、他人や自分への信頼感と密接に結びついた「能力」である。

4―避難による「こころの被膜」喪失

原発事故で避難した女性は、近所付き合いを失い、職場の友だちとも音信がなく、「陸の孤島」のような避難先住居に暮らしていた。そして、朝から晩まで狭いアパートで夫と顔を突き合わせているうちに、今までは気にしなかった夫の些細な癖が気になり、イライラして眠れなくなった。あげく、夫と一緒に食事をしていると解離性の麻痺が起きて箸を落とすようになった。

それまでの職場という拠りどころや近所付き合い、あるいは地域との一体感などは、彼女のこころの外側に目には見えない「こころの被膜」を作ってくれていたものと考えられる。その被膜がなくなったから、夫との些細なやりとりにも傷つくようになったのだろう。

5―「ここに来たって治らない」

ある女性は震災後のストレス症状から回復し、アルバイトにも精を出せるようになった。ところがある日の診察で、「ここに来たって治らない。お金がかかるだけです。もう来ません」という(しかし二年くらい中断したものの、彼女は今も通っておられる)。

彼女は、「生きることは他人に迷惑をかけること」「自分には生きる価値がない」という否定的な感覚にずっと悩んでいた。震災を契機として、このような震災以前からの否定的認知という問題が浮上してきた方は多い。

6―いつも一歩引いて生きる(否定的認知)

その女性は震災で肉親を亡くし、同時期に夫と離婚し、シングルマザーとして生計を立てざるを得なくなった。そのうち眠れなくなり、パニック発作とフラッシュバックに悩まされた。しかし彼女は援助を求めず生活困難と長時間労働に耐え続けていた。三年後に当院を受診したが、症状はまるで震災直後の急性ストレス障害のようであった。

彼女は引っ込み思案で劣等感を抱きやすく、しばしばみずから身を引く形で退職した。診察場面でも遠慮がちで外来通院は不規則だった。もともと他人に依存するという点では消極的な人だったが、震災や離婚というストレスが重なって援助希求能力がさらに低下したのかもしれない。

児童期からの虐待と否定的認知、そして再生への挑戦

Xさん(女性)は近くの高台に逃げて助かったものの、巨大な壁のような津波が押し寄せ、家が流されていくのを見た。あの時「本当に死ぬ」と思ったが、同時に「死にたくない」と思った。それまで自宅に引きこもっていたが、震災のショックにより「働かなければ食べていけない」と思い直して働きだした。しかし職場で男性上司のセクハラ行為にあい、当院を受診した。彼女は、抑うつとは異なる深い虚無感のような気分をいつも引きずっていた。そこで彼女の生い立ちを聞いた。

小学校低学年の頃から父が酒を飲んでは暴れ、何度か暴力を受けた。母はかばってくれず、姉からは「父を怒らせたおまえが悪い」と言われた。両親がなぐり合う光景も目撃したし、彼女も親と取っ組み合いをした。母からはしょっちゅう「バカ」という言葉で罵倒された。小さい頃は年に一回は自殺しようとした。小学生の頃から友だちがいなくて、「人間関係は破綻していた」という。母のことを今も恨んでいて、甘えたことはない。

その一方で、親戚の知的障害の大人に算数を教えることがうれしかった。そして、自分は絶対差別する人間になりたくないと思った。しかし知的障害の人と仲よくしていることを叱られて、「そんな自分

は砕けてしまった」という。

そのような彼女が職場で苦しんでいたのは、他人の前にいる時、「他人のなかの自分という構図」を強く意識してしまうことであった。「他人は他人」と割り切ることができない。もしも嫌われたら「そこにいてはいけない」と思う。そして職場の同僚との会話ではあいづち・同調を求められるので、「自分の居場所がどこにもない」。集団同調圧力をとてもきついと感じる。子どもの頃から「安心していてもいいスポット」が見つからず、他人のなかにいることはただ苦しいばかりだったという。

こうした彼女の次のような感じ方は、否定的認知に苦しむ他の人たちにもみられる。

・甘えたらいいと言われても、それが怖くてできない。
・絶対泣くだろうと思われるような場面で、いつも泣かない自分がいた。
・今まで「あそこで言っておけば楽だった」という後悔の繰り返しだった。
・いつもタッチの差で「わざと自分から」運を逃してきた。
・「まあ何とかなるさ」とは怖くて思えない。
・「肩肘張らない生き方」にあこがれるが一線を超えられない。
・些細なことでいいから落ち着きたいと思う。激しく怒ったり悲しんだりしない凡庸な暮らしをしたい。
・そして、ふと幸せになりたいと思うことがある。

筆者の沖縄での臨床経験では、児童期のトラウマにより、「幸せになろうとすると傷つくから、いっそ幸せにならないほうがいい」と語る方がおられた。しかし「他人の前で『他人のなかの自分という構図』を強く意識してしまう」という人間存在のあり方が否定的認知の基本にあることを、筆者はXさんから教わった。

Xさんのそれは児童期からの両親との共感不全や母からの罵倒、父からの暴力および夫婦喧嘩の目撃などの小児期逆境体験（ACE：Adverse Childhood Experiences）によって強化されてきた否定的認知である。

ところで、他人との間でひどく緊張するはずだったのに、当院に受診された頃の彼女は、その緊縛状況をいったん棚上げし、「辞めたら食えないから仕事をする」と割り切って仕事を続けていた。また「自分は職場のヒーローでなく、人の陰に隠れた役柄が自分のイメージだ」というスタンスに立つことによって、「他人との緊縛状況」からの脱出を図っていた。そして「震災を機会に自分は成長した」と語った。

他人と自分との「一対一的緊縛状況」を棚上げし、「食えないから仕事をする」という「暫定的な割り切り」をすることによって、現実への適応力を高めている。暫定的な割り切りというのは、それまでの黒か白かという絶対的択一の思考を棚上げして、目先の、当面の行動を優先することを意味する。「ヒーローでなく隠れた役柄」という自己イメージに着地することによって、他人の目に「被曝」する度合いを減らすことに成功している。

このようにXさんの強烈な否定的認知は、「棚上げ」や「当面の行動の優先」などの認知の切りかえによって、おおいに緩和されていた。

考察

2でみたように、少なからぬ人が、震災前より付き合いの範囲が狭まっている。「より選択的で相手を見据えた対人関係」を目指すことによって、震災が個人や集団に与えたトラウマから再生していけるかもしれない。

3で述べたように、悲しむことは他人との肯定的な関係を前提として可能になる体験である。人間に対する感情が凍りついて麻痺している時には、泣くことはできない。したがって悲しむこと、あるいはその悲しみを受け止めてくれる他人の存在は、震災やトラウマからの再生の条件であろう。

4で、職場も近所付き合いも失って避難先で暮らしていた女性にとって、職場や近所付き合いなどが「こころの被膜」を作ってくれていたと述べた。ここで取り上げた「こころの被膜」はレジリアンスという概念の環境要因に相当する。人や故郷の風景、夏祭りや盆踊り、民謡や食べ物、時には天候までもが、「こころの被膜」となって私たちを保護してくれているのである。

6で書いたように、もともと他人に依存することの苦手な人たちは、震災などのトラウマによって援助希求能力が一時的に低下するのかもしれない。

ところで、前節で紹介したXさんの否定的認知の根っこには、他人の前で「常に相手との関係によって自分の存在を確認する」「嫌われたらそこにいてはいけない」という追いつめられた意識があった。このような相手との関係に緊縛された状態からどのように脱出するかが、否定的認知からの脱出のカギになると思われる。

Xさんは、「食えないから仕事をする」という割り切りや「自分は隠れた役割」というスタンスをとることによって、この緊縛状態から脱出した。つまり強烈な否定的認知であっても、当座の割り切りや肥大した自己イメージのダウンサイジング、あるいは棚上げや当面の行動の優先などによって脱出できることがわかった。しかし、こころのすべてが「他人と自分との関係」に奪われている人たちが、それを棚に上げて当座の行動に移るのは難しい。次に二つの例を挙げよう。

むかし『週刊プレイボーイ』の自殺特集記事にコメントしたことがあった。その記事の中に、「ビルの屋上から飛び降り自殺を試みたが、ジーパンの裾がビル屋上の端の鉄条網に引っかかって体が落ちず、生きてしまった。それならと、死ねなかったから生きようと思った」という主旨の文章があった。いたく同感した。生きるには、生きる意味を追求するのでなく、「死ねなかったから生きる」という軽いノリでいい。「生きるか死ぬか」という座標軸をずらすのである。

ナチスの絶滅収容所に閉じ込められて生き延びた精神科医フランクルは、『それでも人生にイエスと言う』[1]の中で、「生きるうえでの喜びや幸せとは、生きた結果として湧くものだ」という。だから生きる意味を問い続けることは不毛であり、生きる意味ではなく、ともかく生きるという意志が大切だという。

この二つの例のように、他人との関係に没頭して縛られるのでなく、決断は軽いノリで行い、ともかく「食うために生きる」のような当面の行動を決意することが、否定的認知から脱出する手がかりとなるのではないか。沖縄の基地移設に反対の人がいうように、「生きるか死ぬか」という決定的な対決場面は回避して、しかし寄せては返す波のようにあきらめずに座り込みを続けるのである。

おわりに

最近、性暴力被害や小児期逆境体験などによって否定的認知をもつ人たちと、少人数のミーティングを始めた。そこでは、「犬のように群れるのではなく、ひだまりに集まる猫が暖まったらプイと輪から出ていく」、そんなわがままが認められるような、それでいて毎回そこに来て話すことによって「よかった」と思えるような場所にしよう、ということをモットーにしている。否定的認知の対人的座標軸を少しでもずらすことができればと、願っている。

（ありつか・りょうじ）

13 支援者の二次性トラウマ、燃え尽きの予防

森田展彰　筑波大学医学医療系社会精神保健学／精神医学
金子多喜子　杏林大学保健学部／基礎看護学

支援者が「病む」時

支援者、とくに心理的側面に対する援助を行う者が、時に心身の問題を生じて「病む」ことが指摘されてきた。[1、3、9] その代表としては、燃え尽き症候群、二次的外傷性ストレスがある。これらについて以下に示す。

燃え尽き症候群は、対人サービスに従事する看護師、カウンセラー、ソーシャルワーカーなどにみられる「長期にわたり人に援助する過程で、心的エネルギーがたえず過度に要求された結果生じる、極度の心身の疲労と感情の枯渇を主とする症候群」であるとされる。[7] これを測定する尺度であるMaslach Burnout Inventory（ＭＢＩ）は、①情緒的疲弊、②離人感、③個人達成感（の欠如）の三つの下位尺度から構成されている。このように燃え尽き症候群になると、自分の感情と患者の感情の両方に対するケア

ができなくなるわけだが、もともとケアの意識が低い人がなるのではなく、むしろ共感的、人間的、繊細で献身的な人、理想に燃える人に多いことが指摘されている。

二次的外傷性ストレス（Secondary Traumatic Stress：ＳＴＳ）は、「外傷体験を負った人の話に耳を傾けることで生じる被害者と同様の外傷性ストレス反応」であり[2]、いわゆるＰＴＳＤ症状（再体験、回避、覚醒亢進）、燃え尽き、世界観の変容などが生じる。類義語には「代理受傷」「共感性疲労」「外傷性逆転移」がある。支援者に生じる症状は、クライアントが明かした出来事に関連する侵襲的な思考やイメージ、回避的な反応、生理学的な過覚醒、身体的な訴え、不快な感情、能力に否定的な影響を与える嗜癖的・強迫的行動、配偶者や近しい人との関係が疎遠になる・性生活が営めなくなるなどである。

燃え尽き症候群は長期の慢性的な負担による影響から生じており、ＳＴＳは短期的でも強い衝撃を伴う出来事を間接的に体験することで生じているという違いがあるが、患者の強い苦痛や負担の処理を手伝う過程において支援者もそれに曝露し、その負担が重かったり長く続いたりするために、支援者自身のキャパシティを超えてしまうことで生じている点が共通する。

支援者のトラウマ性の認知について

マッキャンとパールマン[8]は、近親姦および性的虐待を幼少期に受けたクライアントを専門に扱う臨床家に、安全、信頼、尊重、親密性、統制の五つの認知スキーマの歪みが生じることを示している。

実は、この五つの領域における認知の歪みは、トラウマをもつ当事者においても注目されている。PTSDの認知行動療法の一つである認知処理療法（Cognitive Processing Therapy：CPT）は、この五つのテーマにおけるトラウマによるバランスの悪い認知を修正することで、PTSD症状の改善をはかるものである。[11] この治療では、トラウマが認知の歪みを生じるメカニズムについて、強い感情体験を伴う出来事を経験した際の情報処理過程の問題として説明している。すなわち、トラウマ体験という被害者がそれまでもっていた方法では対処できないような重度の衝撃をもつインプットがある時、もともっていたスキーマとの間でどのように折り合いをつけるかで下記の三つの処理のタイプがあるとする。

①同化：それまでもっていたスキーマにこだわり、それに合う形で出来事の解釈を歪めてしまうこと。トラウマ体験をした人に生じがちな情報処理のパターンに、「よいことをしていれば、よいことが起きる」という「公正世界の信念」をもとに、暴力や自然災害等の被害を受けた時に、「これだけひどい目に遭うということは何か自分に問題があったのではないか」と考え、自責的な思考に苦しむというものがある。また「後づけバイアス」という情報処理のパターンでは、「夜道を歩いていたから被害に遭ったんだ」と被害者が自分を責めるように、その時にはとても判断のつかないことまでも後の結果から「こうすべきだった」あるいは「こうすべきでなかった」と考えてしまう。

②過剰調律：新しい現実に過度に合わせてもとのスキーマを極端に否定してしまうこと（例：「何をしても災厄は防げない」「世の中なんて不公平なものなんだ」と無力感に陥る）。STSでも、同様の認知の歪みが生じがちであると考えられる。

③調律：入ってきた情報に照らして、既存のスキーマを現実的なものへと変化させること（例：「自分はよいことをしていても、悪いことが起きることもある。しかしある程度気をつけて避けることもできる」）。

CPTでは、こうした三つの情報処理のうち、「同化」や「過剰調律」をもとにしたバランスの悪い認知を「スタックポイント」と呼び、過度に自分の責任を重くみたり、自分の力を過小評価して周囲や運命のせいにしてしまうことで、トラウマ症状を継続・悪化させる要因になっていると考えている。そして、三つ目の「調律」は、できることとできないことのバランスを考えようとするものであり、スタックポイントをこの「調律」にあたる考え方へと修正することが治療の眼目となっている。

こうした受け止め方のパターンや修正は、トラウマ症状などの深刻な感情の問題をもつ人を診療している支援者がSTSになる場合でも同じことがいえると思われる。支援者に生じる同化のパターンとしては、「よい治療者は成果を上げるべき」「共感的で優しい支援者でなくてはいけない」という考えに過度に縛られ、それが容易に達成されない状態のクライアントであっても、よい治療効果が出ないと自分はダメな支援者であると考え、救世主的な役割を担おうとしてしまったり、それができないと過度に自責の念をもってしまうことが考えられる。

一方、過剰調律では、「よい治療者は成果を上げるべき」という考えを否定して、よい治療を行うことには意味がないと考え、無力感に苛まれたり、共感的な態度がとれなくなってしまう。これらの両端な態度は、燃え尽き症候群になりやすい「完全主義」や「脱人格化」の特徴にあたると思われる。

トラウマ体験をもつクライアントと、その治療を行ってSTSを生じる支援者における認知の歪みを

図表13-1にまとめた。このなかには、先に挙げた五つの領域の認知の歪みと、そのもととなると考えられるトラウマ体験やそれにまつわる症状に関する認知の歪みが含まれる。いずれにしても、こうしたバランスの悪い認知は、支援者がみずからや他者との関係性を否定的に捉えてしまうために、援助希求を出すことが難しくなることで悪循環を生じてしまうといえる。

この修正には、一般的な認知行動療法と同じように、トラウマに関連する苦しい感情が起きる場面についてABCシート［図表13-2］を用いるなどして、スタックポイントに気づかせていく方法がとられる。そして、スタックポイントに対して、CPTの治療者は、その歪みについて本人に内省させるような質問（その考え方の根拠や反証について聞いたり、それが極端すぎないかを尋ねたりする質問）をして、バランスの取れた考え（「調律」にあたる）を見出させていく。この方法は「ソクラテス式問答」と呼ばれるが、正解を教え込むのではなく、「正解を知らない立場」からの問いかけを通して、本人自身の気づきを促すものである。支援者のSTSについても同様のやり方は考えられるだろう。

図表13-2は支援者のSTSに関係する考えをABCシートで見通す例を示している。治療者自身や事例に対して極端に否定的な考えを修正して、バランスのとれたものにすることができる可能性がある。

支援者とクライアントの感情への対処のバランスをどうとるか？

心理的な援助に携わる者が担う感情労働（emotional labor）への対処の仕方に注目することが必要で

二次性トラウマのある支援者

「よい支援者ならよい治療成果が出せるはずだ」「自分こそが被害を受けた人を助けなくてはならない」「優しく共感的な治療者として対応すべきだ」などと考えて、よい成果が上がらない時には自分を責めたり、無力感に苛まれる

無垢な人が脅されたり、いわれのない暴力にさらされるなど、安全感が喪失した現実に曝露することで、支援者が被害者に過度に同一化する。クライアントや自分や家族の安全を過度に気にするようになったり、安全を守れないと無力感を抱く

信頼している人に裏切られたりするのを見聞きするうちに、セラピストは、他人の動機に疑問を抱くようになったり、皮肉屋になったり、時には他人に対する猜疑心の塊になることもある。新規のクライエントを目の前にしても「最悪のシナリオ」を勝手に想像してしまう場合もある

支援者は、みずからも自傷他害を犯してしまうのではないかと不安になることもあれば、リラックスするのが困難になるケースもある。また、支援者は、自分以外の人間がその状況や関係の主導権を握るといたたまれなくなる、などが影響として起こりうる

暴力を受けたりしたクライエントにかかわることで支援者は、人間全般に対する尊重を失う。「人間はすばらしい存在だ」と思えていたが、人間の動機に疑いをもつようになり、自分や他者の意見や決断を尊重するのが困難になる

クライアントとのかかわりのなかで、支援者も一人きりでの時間を楽しく過ごすことができなくなったり、他人との関係が疎遠になったりする

図表13-1　トラウマ症状のあるクライアントと二次性トラウマのある支援者の認知の歪み

	トラウマ症状のあるクライアント
トラウマ体験や症状に関する考え	・公正世界の信念「よい人にはよいことが、悪い人には悪いことが起きる」と考え、これだけ悪いことが起きたのは自分のせいだと考える ・後づけバイアス「……しなければ（していれば）……」と後づけ的に考え、自分を責める
安全	・自己の安全について 「自分を守るためにはもっと慎重にするべきだ」 「気をつけても無駄だ。自分の安全は守ることができない」 ・他者の安全について「人はみな危険である」
信頼	・自分への信頼について 「自分を信頼できるようにするには、もっと慎重にしなければダメだ」 「自分はまったく信頼できない」 ・他人への信頼について 「どんな人でも信じることが大事だ」「他人を信じたのが馬鹿だった」
力とコントロール	・自分の力・コントロール 「自分をコントロールしないといけない」「自分をコントロールできない」 ・他人に対する力・コントロール 「自分を傷つける人でも、よい関係を保つべきだ」 「他人との関係をコントロールすることはできない」
価値	・自分の価値について 「私が悪い人間だから、その出来事が起こったのだろう」 「私は生きていく価値のない人間だ」 ・他人の価値について「人はみな利己的で無関心だ」
親密性	・自分への親密性について 「自分を落ち着かせたり、なだめたりできない」 ・他人への親密性について 「二度と他の人と親しい気持ちにはなれない」

図表13-2　ABCシートを用いた支援者の二次性トラウマに関連する認知の見直し

ABCシート

A：出来事	B：考え	C：結果
「何が起こったか」	「自分に何と言ったか」	「何を感じたか」
・虐待を受けた子どもA君に児童の施設でかかわっている。少しずつ話してくれるようになったと思ったが、他の子どもとトラブルを繰り返し、話を聞こうとしたら、「大人なんて信用してない」と怒鳴られた ・他の職員から「甘やかしているんじゃないか」と言われた	・どうして同じことを繰り返してしまうのか。頑張っているつもりだがわかってもらえない ・子どもとよい関係を作れていると思っていたのに全然ダメだった。自分は治療者としてダメだ ・自分は施設内で孤立している	・怒り、焦り ・無力感 ・罪悪感 ・孤立感

「B」の考えは現実的なものか？

子どもを変えようと焦っても、簡単には変わらない。それだけA君自身大変な思いをしてきたんだと思う。怒りをぶつけるだけの関係はできていると思う。一人の職員に言われただけで、施設内で孤立しているというのは考えすぎかも。

今後同じようなことがあったら、自分にどんな言葉をかけますか？

これまでに築いてきた治療関係をまずは大事にしていこう。ようやく、嫌な気持ちを話せる関係になれたと考えよう。そしてさらに、トラブルの裏にある気持ちをA君に話してもらえるようにしていきたい。他の職員から批判されないようにと考えて、引いてしまうのではなく、事例検討会に出してみなに考えてもらおう。

ある。感情労働とは、ホックシールド[4]が、客室乗務員へのインタビューをもとに、客室乗務員が乗客に向けるつくられた笑顔は「管理される労働」であるとして、つらく苦しい仕事の意味合いをもたせて発表したものである。それは、「公的に観察可能な表情と身体的表現をつくるために行う感情の管理であり、賃金と引き換えに売られ、したがって交換価値を有する」ものとされた。

看護師などの医療者では、このように自分の感情といかに折り合っていくかということのみでなく、患者の感情への対処という要素がある。金子らは、自分と患者の二つの感情にどのように対処するかという観点で、感情対処のモデルを考えた[5]［図表13-3］。これは、患者の感情への対処と自分の感情への対処の二つのバランスをみるものである。患者の感情を優先する態度は支援者自身の感情を損なってしまう可能性がある。一方、支援者の感情を守ることを優先すると、患者への非共感的な態度になってしまう。両感情を調節する態度が最も望ましいが、それをどのように保障していくかが問題になる。

金子らは、このモデルをもとに、看護師の感情対処傾向尺度を作成した［図表13-4］。これにより、四つの感情対処は別の因子として評価できることが確かめられた。両感情調整対処は、患者感情優先対処や自己感情優先対処と負の相関があったので、どちらかの感情を優先する態度と、両者を調整する態度は相反する傾向であるといえた。また、両感情調整対処は、感情労働尺度の患者への共感、ポジティブな感情表出や多次元共感性尺度得点と正の相関があり、燃え尽き尺度と負の相関があった。これらから、支援者が自己犠牲的になって頑張ってしまうことよりも、自分の感情へのメンテナンスを大事にすることが、支援者自身にとっても患者にとっても役立つことが確かめられた。

一方、患者感情優先対処のみでなく自己感情優先対処も、燃え尽き尺度の情緒的消耗感や脱人格化の得点との間で有意な正の相関がみられ、自分あるいは患者のどちらかの感情を優先するようなバランスの悪い方法は、正反対のようでいて、どちらも支援者の燃え尽きの原因あるいは結果になっていることが確かめられた。支援者が自罰的あるいは他罰的になっているのは、支援者の精神的に追い詰められた状態と関係していると思われた。これは「全か無か」「公正世界の信念（よい結果が出せないとそれはダメな人間《支援者》であることを意味する）」といった認知の歪みと関係している可能性がある。

金子ら[6]は、看護師の感情対処スキルを向上させるプログラムを作成して、これを実施し、その前後で感情対処傾向尺度を用いた評価を行った。その結果、両感情調整対処傾向の得点が、介入直後および介入一ヵ月後で介入前よりも有意に上がることを確認している。極端な自罰的あるいは他罰的思考に陥っている場合には、周囲の人の助けを借りてそうした考えを柔軟にすることが役立つといえる。

対話的な治療関係をもつこと

支援者を燃え尽きや二次性トラウマから解放するには、「十分な休みをとる」「運動やその他の楽しみをもつ」というセルフケアが重要であり、また上述のように周囲の人にそうしたつらさを話して認知的修正を手伝ってもらうことも役立つ。その場合、うまくいかなかったことを話せる関係が重要であり、一方的に責め立てるような雰囲気があるとうまくいかない。また、こうした支援関係が行き詰まった時

図表13-3　支援者が自身や患者の感情に対処する4つのスタイル

（縦軸）患者の感情を中心とした対処

患者感情優先対処 患者の感情の対処を重視して、支援者自身の感情の対処は後回しにする	**両感情調整対処** 患者の感情の対処と、支援者自身の感情の対処のバランスをはかる
両感情回避対処 患者の感情と支援者自身の感情の両方を受け止めることを回避する	**支援者感情優先対処** 支援者自身の対処を重視して、患者の感情の対処は後回しにする

（横軸）支援者の感情を中心とした対処

図表13-4　看護師版感情対処傾向尺度

患者感情優先対処	職場を離れても、患者のことが頭から離れずに悩み続ける
	患者の無理な要求でも対応できないと、とても責任を感じる
	いつも患者に合わせていて、自分の感情を抑えて苦しくなる
	患者にうまくかかわれなかったことで、繰り返し自分を責める
自己感情優先対処	忙しい状況を理解しない患者に、冷たく接する
	患者の話をさえぎって、自分の用件を伝える
	患者が自分の考えに従ってくれないとイライラする
	患者のつらい感情に、ときどき気づかないふりをする
	苦手な患者に気を配ることが面倒になる
両感情調整対処	患者の怒りの裏にある感情を理解して、自分の感情を整理する
	患者が感情的な場合で、信頼関係がもてるように工夫する
	患者との感情のやりとりを、より肯定的にとらえなおす
	患者の感情に向き合いながらも、自分らしくいられる
両感情回避対処	患者とのどんな対応場面でも、感情を揺さぶられることはない
	感情的に疲れたと自覚することはほとんどない
	患者の感情の変化も、自分の感情の変化もあまり感じない
	自分のペースで対応するため、患者に振り回されない

の対応だけでなく、普段からの支援関係のあり方について見直すことが有用であると思われる。その点で参考になるのは、オープンダイアローグ（以下ＯＤ）である。

ＯＤは、フィンランドのケロプダス病院のファミリー・セラピストを中心に実践されてきた治療法であり、精神病の急性期の状態に対して、対話を重視した家族セッションにより薬物療法なしに回復させることができることで注目を浴びている。[12] その効果は、困りごとの訴えがある時、待たせることなく安心できる「開かれた対話」の場が提供されることによりもたらされるとされている。今までの精神医療であれば、幻覚や妄想などの症状を急性期に話すなど考えられなかったが、ＯＤではそうした精神病症状は患者の訴えが応答されないままのモノローグ（一人語り）であると捉え、それに応答が行われる対話（ダイアローグ）が保障されることで、症状から回復できるという機序が考えられている。そして、そうした対話の回復は、精神病のみでなく診断名を超えた問題に対して効果があることが確認されつつある。

ＯＤでは、支援の要請があればすぐに支援チームが家庭に派遣されるという医療提供システムの特徴と対話実践の原則［図表13-5］が治療効果を支えているが、とくに後者は日本の精神医療における支援者—クライアント関係のあり方に大きな示唆を与えるものとなっている。たとえば、最初の三つの原則、すなわち①本人のことは本人のいないところでは決めない、②答えのない不確かな状況に耐える、③治療ミーティングを継続的に担当する二人（あるいはそれ以上）のスタッフを選ぶ、を行った場合、複数の支援者がいるので一人の支援者が物事を決めてしまうことがなくなり、支援者が専門家同士で方針などを話し合う場合でも、患者が聞いている前で話す方法（これをリフレクティングという）がとられることで透明性が確保される。いろいろな意見が出ることを大事にして安易に一方的な決定を行わず、対話を繰り返していくと、そのぶん時間はかかるが、当事者が自主的に意見を述べたり、一緒に意思決定していく場面が増え、それが回復につながる場合が多い。

こうした方式は、支援者自身にとっても、一人で仕切らなくてはいけないという過剰な役割意識からの解放や、上述したような燃え尽きやSTSと関連する認知（「全か無か」「公正世界の信念」「患者と支援者の感情のうちどちらかを優先する」などの認知）に陥ることを避ける効果をもつ。日本においてODの示す対話的

図表13-5　オープンダイアローグにおける対話実践の12の基本要素（文献10）

1. 本人のことは本人のいないところでは決めない
2. 答えのない不確かな状況に耐える
3. 治療ミーティングを継続的に担当する2人（あるいはそれ以上）のスタッフを選ぶ
4. クライアント、家族、つながりのある人々を、最初から治療ミーティングに招く
5. 治療ミーティングを「開かれた質問」からはじめる
6. クライアントの語りのすべてに耳を傾け、応答する
7. 対話の場で今まさに起きていることに焦点を当てる
8. さまざまな物の見かたを尊重し、多様な視点を引き出す（多声性：ポリフォニー）
9. 対話の場では、お互いの人間関係をめぐる反応や気持ちを大切に扱う
10. 一見問題に見える言動であっても、“病気”のせいにせず、困難な状況への“自然な”“意味のある”反応であるととらえて、応対する
11. 症状を報告してもらうのではなく、クライアントの言葉や物語に耳を傾ける
12. 治療ミーティングでは、スタッフ同士が、参加者たちの語りを聞いて心が動かされたこと、浮かんできたイメージ、アイディアなどを、参加者の前で話し合う時間を取る（リフレクティング）

な治療関係が広まることが、支援者と患者双方を救っていくことにつながると感じる。

おわりに

本章では、支援者が苦しい状態に陥ることに関連する認知や支援者―クライアント関係を検討したうえで、それを救ってくれる可能性があるODが提示する対話的な関係について示した。支援者は、クライアントとの関係のなかではやはり権力を有する立場であり、それゆえに患者を傷つけてしまう場合もあることを自覚する必要がある一方で、自分の支援がうまくいかない時に行き詰まらないように弱音を吐ける関係をもつことも考える必要がある。

支援者同士の関係においても、上下関係などのヒエラルキーは生じがちであり、そうした関係に囲まれていると、下手をすると、過度な自罰や他罰の傾向に陥ってしまい、クライアントに対する支援の質が下がってしまうか、自分がダウンしてしまう可能性がある。自分が困っていることを他人に相談するのは支援者にとって勇気がいることだろうが、自分の気持ちを受け止めてもらえる関係をもつことは、自分のためだけでなく、クライアントのためでもあり、積極的にそうした支援を求めるべきであろう。

（もりた・のぶあき）

（かねこ・たきこ）

Ⅳ

福祉・心理臨床の現場から

14　「助けて」が言えない性犯罪被害者と社会構造

新井陽子　被害者支援都民センター／臨床心理学

筆者は東京都内にある被害者支援都民センターに勤務している。当センターは、主に生命・身体を脅かす犯罪に遭った被害者の「刑事手続に関する支援」と「事件に関連した精神的苦痛に対する精神的支援」を行っており、筆者は臨床心理士として後者の精神的支援に従事している。

近年、年間総支援件数約六〇〇〇件のうち、約半分が性犯罪被害の相談である。相談者の性別は女性が八割を占め、相談の経路は本人によるものが約半数、次いで親からの相談が三割、その他の親族が一割である（平成二九年度当センター活動報告）。このような職場環境のなかで、筆者は必然的に、性犯罪被害に遭った被害者の精神的支援をすることが多い。精神的支援とは、刑事手続にかかる精神的負担を軽減するための支持的な面接と、トラウマ反応に特化したトラウマ焦点化認知行動療法、なかでも心的外傷後ストレス障害（ＰＴＳＤ）症状に対応するＰＥ療法（持続エクスポージャー療法）や子どものためのトラウマフォーカスト認知行動療法（TF-CBT）などを提供している。

このような支援のなかで日常的に感じている性犯罪被害者の援助希求について、現状や心情を交えつつ述べてみようと思う。

性犯罪被害を語るということ

性犯罪被害者支援に対する意識の高まりとともに、それに関連する研修の依頼が年々増加している。主な対象は警察官、検察官や市区町村の相談員、産婦人科医や看護師、女性相談支援員など多岐にわたる専門的支援者である。筆者は、その研修の冒頭で次のようなロールプレイをたびたび実施している。本章の読者も、ぜひ受講者の一人として一緒に試してみてほしい。

ロールプレイ

まず初めに、二人組になります（今、あなたの隣に座っている人でOK）。

次に、あなたの人生で最も幸せな初体験、つまり性交体験を思い出してください。誰といつ、どこで、どんなふうに、どんな会話をしつつ、どんな手順で性交渉に至ったのかを具体的に思い出してください。さらに、当時の風景だったり、聴こえていた音楽だったり、車のシートの色や、または性交渉の前にどんなお店でどんな食事をしてどんなお酒を飲んだのかなど、思い出せる限り詳細に思い出してください。

十分に思い出せましたか？
今度は、思い出したあなたの初体験を、二人組の相手に、事細かにそしてできる限り具体的にお話しいただきます。私が「始めてください」と言ったら、話し始めてください。
こころの準備はいいですか？　では……。

さて、いきなり、「隣にいる人に、自分自身の性交体験を具体的にそして詳細に語ってください」と言われたら、いったいどんな気持ちがしただろうか。研修会場でこのロールプレイを始めると、会場が一気に緊張感で包まれる。皆一様に困惑した表情を浮かべ、「なぜこんなところで自分のプライベートな体験を開示させられるのか」と、怒りに近い感情すら筆者に向けられることもある。

しばらくこの緊張感を体験した後に、「冗談です」と声をかけると、会場内の緊張が一気にほどけ、「はぁ」と安堵のどよめきが漏れる。筆者が、参加者らに「初体験について、隣同士で話し合ってくださいと言われたら、どんな気持ちになりましたか？」と尋ねると、「なぜここで話さなくちゃいけないんだろうとちょっとイラっとしました」「恥ずかしくて無理」などといった感想が述べられる。むろん当然の反応である。

筆者は、「人生で最も幸せな性交体験を思い出し、それを話してください」と指示したが、それでも多くの人が、その体験を話すことに苛立ちや恥ずかしさを覚えた。しかしその一方で、性犯罪被害者は、人生で最もみじめで苦痛に満ちた性的な体験を、初めて会った人（たとえば警察官）につまびらかに話さなくてはならない。それがどのような体験なのかを自分のこととして想像してほしい。思い出したくもない苦々しい性的な体験を、初めて会った人に根掘り葉掘り質問され、時にはその現場に連れていかれ、さらには再現させられることもある。非常に屈辱的な体験である。そして、それは一度ならず、人と場所を変えて、検察官や裁判官、加害者弁護士、法廷の見ず知らずの傍聴者らを前に繰り返し話さなければならない。性犯罪被害を語ることが、いかに苦痛で屈辱的で悲しくて悔しくて怖く、そして腹立たしいことなのか、少しは感じていただけたのではないだろうか。

性犯罪被害者の現状

米国における大規模疫学調査によると、レイプ、強制わいせつといった深刻な性犯罪被害では、被害者のＰＴＳＤの発症率がそれぞれ四六％、一七％と顕著に高いことが報告されており[2]、深刻な性犯罪被害を原因とする精神的ダメージはきわめて大きいことがわかっている。さらに、あまり知られていないことであるが、男性の性犯罪被害者のほうがＰＴＳＤの発症率が高い。

しかし、被害に遭った人の約半数がＰＴＳＤに罹患するにもかかわらず、医療や司法機関に相談する率は非常に低い。内閣府男女共同参画局による「男女間における暴力に関する調査」[5]によると、「無理やりに性交されたことがある」の回答者の割合は六・五％で、そのうち警察に相談した人は四・三％、医療関係者に相談した人は二％未満に留まっている。

また同「平成二九年度若年層を対象とした性暴力被害等の実態把握のためのインターネット調査」[6]によると、「モデル・アイドル等の勧誘を受けたことがある、または応募したことがある」二四六一人のうち、同意していない性的な行為等の写真や動画の撮影に応じた経験のある人は五・二%であった。そのうち、被害後の相談に関して「相談したことはない」四一・九%が最も高く、相談した相手は「友人・知人(交際相手を除く)」二七・四%、「家族や親戚」二〇・二%、「交際相手」一三・七%など身近な人が多かった。一方、「警察」五・一%、「ワンストップセンター等」四・三%、「医療機関」二・五%であり、若年層においても司法や医療機関に相談した人は一割程度に留まっている。誰にも相談したことがない人の理由は、「自分の責任なので、自分で何とかしなくてはいけないと思った」四七・四%が最も多く、次いで「相談するのが恥ずかしかった」三〇・二%などである[図表14-1]。つまり、多くの被害者は、被害は自分の行動の結果として起きたものであり、騙された自分が悪いという自責感をもっている。また、性的なことを話すことも恥ずかしいが、自分が騙されたことを話すことも恥ずかしい。さらに多くの被害者は、スティグマも感じており、「自分はもう結婚できない」「子どもをもつことができない」と強く悲観している。なぜ、多くの被害者は、自責感と恥辱感を抱え、相談することができないのだろうか。

悪いことをしたから罰が当たった？

ところで、本章の読者にこのような体験はないだろうか。テレビなどで、若い女性が食事や自宅に誘

図表14-1　相談しない、相談してよいことだと思わない理由（複数回答）

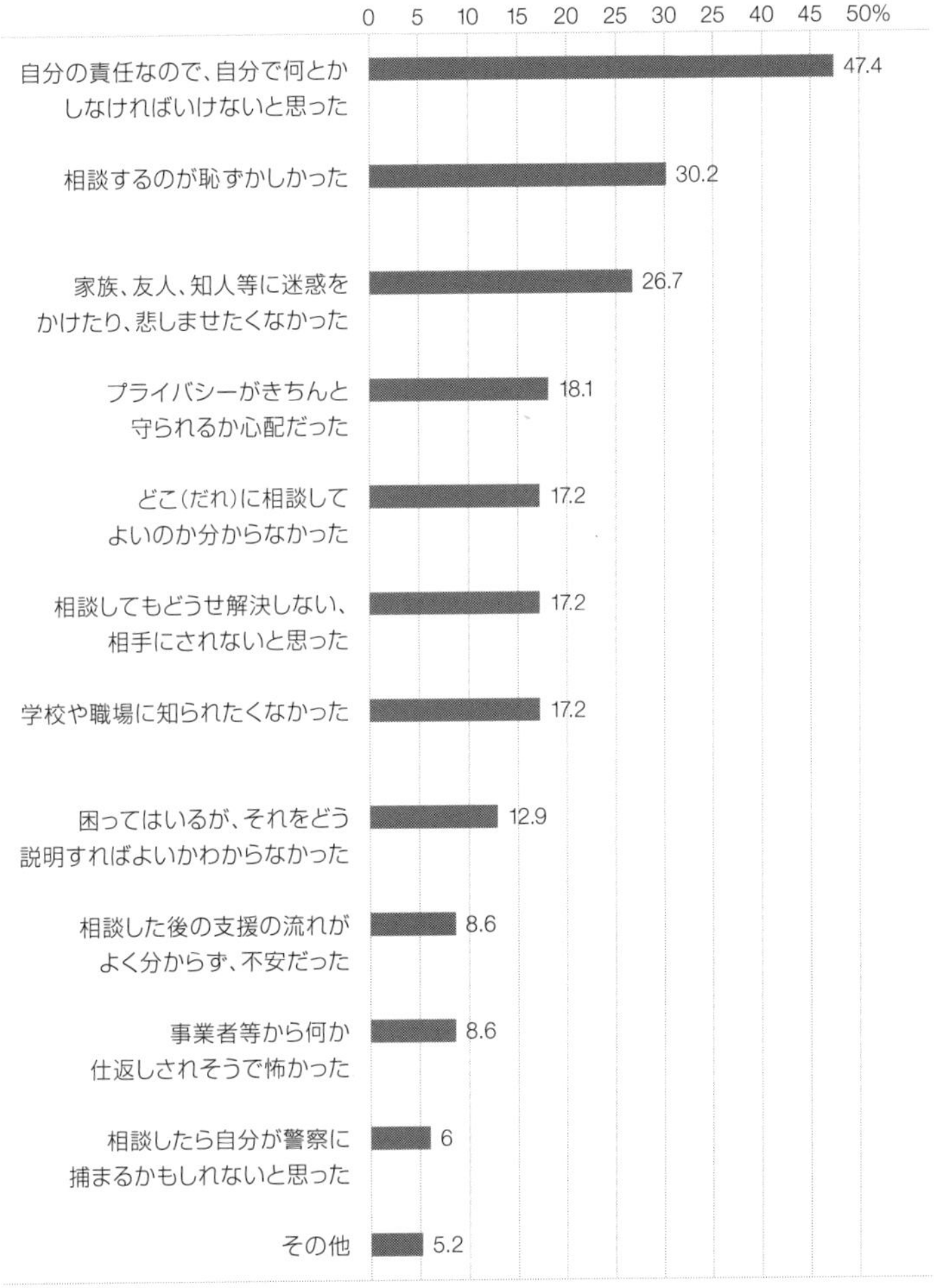
0
5
10
15
20
25
30
25
40
45
50%
自分の責任なので、自分で何とかしなければいけないと思った
47.4
相談するのが恥ずかしかった
30.2
家族、友人、知人等に迷惑をかけたり、悲しませたくなかった
26.7
プライバシーがきちんと守られるか心配だった
18.1
どこ（だれ）に相談してよいのか分からなかった
17.2
相談してもどうせ解決しない、相手にされないと思った
17.2
学校や職場に知られたくなかった
17.2
困ってはいるが、それをどう説明すればよいかわからなかった
12.9
相談した後の支援の流れがよく分からず、不安だった
8.6
事業者等から何か仕返しされそうで怖かった
8.6
相談したら自分が警察に捕まるかもしれないと思った
6
その他
5.2

15-19歳女性、n=116（文献6を著者改変）

われて性犯罪被害に遭ったというニュースやワイドショーを見聞きした時、「どうしてついていったの？」「もう少し用心してもよかったのでは？」「何らかのメリットを期待していたのでは？」といった素朴な考えが頭に浮かぶことはないだろうか。被害女性を責めるつもりはなくとも、自然にそんな疑問が頭をよぎることは少なくない。なぜ、このような考えが頭に浮かぶのだろうか。

社会学者であるレーナーによると、人には「人の行動は本質的に道徳的で公平な結果をもたらす」という認知バイアスがあり、よい行動をすればよい結果が生じ、悪いことをすれば悪い結果が生じると期待する傾向がある。[3]「因果応報」や「情けは人の為ならず」といった言葉があるように、自分の行いの結果は自分に返ってくるという信念が存在している。これを「Just-world hypothesis（公正世界仮説）」と呼ぶ。これは子どもの頃から絵本や昔話、親のしつけなどによって繰り返し学習されたものである。桃太郎の鬼は、村人をいじめたことにより桃太郎に成敗されるし、三匹の子豚のオオカミは、子豚たちを食べようとした結果、大釜で茹でられてしまう。われわれは「悪いことをしたら罰が当たりますよ」と教わっているのである。これによって世界や社会の治安が守られるという意味においては、非常に価値のある信念である。

ところがこの公正世界仮説のせいで、何かのきっかけで被害者になった人に対して「きっと何か悪いことをしたから、そのような罰が当たったのだ」という認知スキーマが自動的に働き、被害者に非があるのだと考えてしまう。その結果「どうしてついていったの？」という素朴な疑問が湧き上がってくるのだ。同時に被害者本人も、自分に非がなくとも「自分が何か悪いことをしたから、その罰が当たったのだ」と考え、自分に起きた不幸を納得させようとする傾向がある。筆者との面接でも「お墓参りをしなかったから、罰が当たった」などと、事件とまったく関係のない出来事と被害とを結びつけて語られることが少なくない。

また、被害者の多くは、被害後自分の状況を確かめるために、インターネットで自分と同じような体験をした人の意見や支援に関する情報を検索している。ところが、有益な情報とともに、非常にネガティブで辛辣な意見も散見されるのがインターネットである。「売名行為だろ」「自己責任だ」「枕営業だろ」といったこころない匿名の意見が連なるのをみて、「やっぱり自分が悪いよね」と被害者は自責感を強め、相談しづらくなる。実際に、身近な誰かに被害を打ち明けると「ついていったあなたが悪いでしょ。なんで気をつけなかったの？」と非難されることも少なくない。最初に話した誰かにそのように言われると、誰に話しても「また非難されるだろう」という思いが強まる。同時に、警察へ届け出たら、「警察官にも非難されるのではないか」と不安が高まる。そして親や友人が適切な知識や情報をもっていない場合、被害者が届け出ることを咎めることも少なくない。残念ながら、実際に、警察で望ましくない扱いを受けることも起きている。警察官は、被害者の心情よりも加害者を捕まえることに意識が向きやすく、証拠を集めることに注力し、結果として被害者が傷つけられたと感じる体験が起きやすいのかもしれない。

さらに「相談しても解決しない」「だれに相談してよいのか分からない」「どう説明してよいのか分からない」「相談したら自分が捕まるかもしれない」「その後の支援の流れが分からない」と感じる理由の

一つに、自分に起きたことが、そもそも被害なのかどうかがわからないということがある。つまり、性暴力や性犯罪被害の定義を知らないために、客観的な判断ができないのだ。たとえば、交通事故に遭って、相談や届出をしない人はほとんどいないだろうし、強盗に遭った人は、相談や届出をすることだろう。これが可能なのは、私たちは子どもの頃から家庭や学校で、その定義や対処といった安全教育を繰り返し受けているからである。しかし、家庭のしつけや学校教育において、性教育が遅れている日本では、「性暴力や性犯罪被害とは何か」「実際に性犯罪被害が起きた時、または周囲の誰かが被害に遭った時にどう対応すればいいのか」という教育をほとんど受けていない。そのため、自分に起きたことが性犯罪被害なのかどうかの判断がつかず、そして次にどんな行動をとるべきなのかがわからず、また周囲の人たちも同様に、どんなサポートをするべきか予測も想像もできないのである。

こうした理由から、性犯罪被害者の多くは援助を求めることをためらい、対処法がわからず一人で不安と悩みを抱え込んでいると考えられる。

犯罪被害者を支援する社会的取り組み

平成一六（二〇〇四）年に「犯罪被害者等基本法」が成立した。この法律は、犯罪被害者等の権利利益の保護を図ることを目的として制定されたもので、被害者が受けた被害を回復し、又は軽減し、再び平穏な生活を営むことができるよう支援し、及び被害者がその被害にかかる刑事に関する手続きに適切に関与することができるための施策である。現行の第三次犯罪被害者等基本計画の重点課題は、①損害回復・経済的支援等への取組、②精神的・身体的被害の回復・防止への取組、③刑事手続への関与拡充への取組、④支援等のための体制整備への取組、⑤国民の理解の増進と配慮・協力の確保への取組である。

これまでは、被害者は刑事手続において、当事者ではなく証拠として扱われることが多く、その人権が蔑ろにされる傾向があった。しかし、この法律が制定されたことにより、被害者に対する支援が徐々に拡充されてきている。現在では、各都道府県に被害者支援センターが設置され、さらに性犯罪被害に特化したワンストップセンターも整備されつつあり、二〇二〇年までに各都道府県のすべてに配置される予定である。また、警視庁や東京地方検察庁などに、犯罪被害者支援室が設置され、被害者が支援を受けられるようになってきた。また、行政官、警察官、検察官、弁護士、産婦人科医や看護師等、被害者に直接対応する専門家を対象とした研修――被害後のトラウマ反応や症状、態度や行動などを理解し対応を向上させるためのトラウマインフォームド・ケア研修――が増えてきている。このような研修後、支援者の被害者に対する理解が高まり、被害者が安心できるような心地よい部屋を用意したり、加害者側との接触を制限したりと、被害者の視点に立った対応や支援が増えている。

たとえば警視庁では、各所轄に被害者支援を担当する女性警察官を配置するための特別研修を定期的に行っており、筆者も講師の一人として参加している。受講した警察官からは、被害者に対する理解が変わったというフィードバックを受け取っている。また都民センターへの支援依頼が増加し、よりよい連携がとれるようになってきた。このように、被害者を知ることによって支援のあり方が着実に変化してきている。

加えて、東京都では平成三〇(二〇一八)年度から、都内の全公立学校(小学校・中学校・義務教育学校・中等教育学校・特別支援学校)において、「SOSの出し方に関する教育」の授業が年間一単位時間以上、実施されることになった。[8]交通安全教育と同様に、児童期から困った時のSOSの出し方を学ぶことによって援助希求能力が高まることが期待される。同時に、SOSを受け止められる大人の教育にも期待したいところである。

さいごに

性犯罪被害者がより安全に助けを求めることができる社会になるために、「学童期から、性教育、性暴力や権利について学ぶ機会を提供し、被害者が判断できる情報や知識を増やすこと」「社会やマスコミ、政治家や行政などに対し性犯罪被害に関する適切な情報が周知され、その理解を高めること」、そして「支援にアクセスしやすい環境と社会的資源の充実を図ること」などが考えられる。性犯罪被害者だけでなく社会全体として性犯罪被害に対する理解が深まることをこころから願っている。

(あらい・ようこ)

15 薬物問題を抱えた刑務所出所者の援助希求

――「おせっかい」地域支援の可能性

高野　歩　国立精神・神経医療研究センター精神保健研究所／精神保健看護学

わが国の薬物問題に対する政策

日本の薬物使用経験率は諸外国と比較し非常に低い。欧米における生涯薬物使用経験率は日本の数倍～数十倍である。これは「『世界一安全な日本』創造戦略」を掲げているわが国にとっては、誇れるデータであろう。これまでわが国では、薬物乱用防止対策が継続して実施され、薬物の取り締まり、薬物による健康被害等に関する「ダメ。ゼッタイ。」をスローガンとする教育や啓発活動が行われてきた。国民の教育水準やモラルの高さを背景に、このような活動の効果が使用率の低さに表れていると考えられる。

一方で、戦後、違法薬物、とくに覚せい剤の使用に関して数回にわたり乱用期が到来し、その時代の課題に応じた「薬物乱用防止五か年戦略」が策定されてきた。平成二五（二〇一三）年に策定された「第四次薬物乱用防止五か年戦略」では、青少年の薬物事犯者の減少がみられた一方で、覚せい剤事犯の検挙者数は約一万二〇〇〇人と高止まりしており、再犯者率が六割を超え過去一五年間で最高であったこと、覚せい剤の押収量が過去五年間で最多であったこと、危険ドラッグなどの新しい薬物への対応が必要であることなどが課題として挙げられた。それを受け、「薬物乱用の根絶を図るため、政府を挙げた総合的な対策」を推進する必要があると明記されている。世界からみれば、これほどクリーンな国はないと驚かれる状況であると思うが、さらに徹底して「薬物乱用の根絶」が必要であると考える国であるということに、世界はいっそう驚くのではないかと想像する。

処罰から社会復帰支援へ

「第四次薬物乱用防止五か年戦略」では、刑の一部執行猶予制度の開始（平成二八《二〇一六》年六月）に伴い、「薬物乱用の根絶」と同時に「薬物の再乱用防止対策の強化」も対策に盛り込まれている。「薬物依存に至った者の再犯防止を図る」ために、「効果的な治療回復プログラムの開発・普及を推進し、関係機関・団体が連携を密にして、薬物乱用者の社会復帰支援や、家族への支援を実施する」といった、社会復帰をアウトカムとした支援の必要性が明記された。なお、ここで言う「薬物依存に至った者（薬物依存者）」とは、医学的な定義を用いた診断を受けた者ではなく、「規制薬物等（指定薬物及び危険ドラッグを含む）の乱用により、健全な社会生活に障害をきたしている者」と定義され[1]、実質的には薬物使用・所持などの犯罪を繰り返すといった背景をもち、社会復帰に対する支援ニーズがあると見込まれる者を意味している。つまり、必ずしも医学的介入が必要な者とは限らず、住居支援や就労支援などの福祉的支援ニーズが高い者が多く含まれることが予想される。

刑の一部執行猶予制度

ここで刑の一部執行猶予制度について簡単に解説する。

これまでわが国における薬物事犯の裁判では、判決は実刑または執行猶予の二択しか存在しなかった。つまり、実刑判決を受けて刑務所で服役するか、執行猶予判決を受けて執行猶予期間中に他の犯罪を起こさず社会で生活し、判決の効力がなくなるのを待つかのどちらかであった（服役しないため「全部執行猶予」といわれる）。さらに、どちらの場合においても保護観察が行われる場合があり、保護観察期間中は保護観察所の指導のもと定められた遵守事項を守りながら社会で生活することになる。刑務所で服役した場合は、「再犯のおそれや更生の意欲などの観点から判断し、保護観察に付することが本人の更生のために相当であると認められる場合」に仮釈放の処遇がなされ、仮釈放期間は保護観察が行われる。仮釈放は判決時ではなく、刑務所内で一定期間過ごした後に、本人の状況を鑑みて決定される制度であるため、仮釈放が与えられるのか、どの程度与えられるのかは判決時にはわからない。また、全部執行猶予の場合は、判決時に一定期間の保護観察が言いわたされることがあり、完全に社会で生活しながら保護観察を受けることになる。

刑の一部執行猶予制度は、この二つの仕組みを併せもつような制度で、裁判所が三年以内の実刑を言いわたす場合に、その刑の一部について一〜五年間執行を猶予することができる制度である［図表15-1］。実刑執行猶予の期間はこれまでの判例では二〜三年が多く、執行猶予の期間中は保護観察が行われる。実刑に仮釈放が付された場合と、刑の一部執行猶予制度を比較すると、保護観察期間が長くなり、刑期ではあるものの社会で生活する期間が長くなる、つまり社会内処遇の期間が延長されることになる。多くの再犯者が刑期を終えてから数年以内に再犯に及んでいる現状を考えると、刑期の後半を年単位で保護観察に付すことで、保護観察中に時間をかけて社会復帰を支援し、再犯を防止する試みは理にかなっていると思われる。

地域支援機関の連携における課題

一方で、刑の一部執行猶予制度の対象者が増えるということは、保護観察対象者が増えるということを意味する。平成二八年度に三年以下の実刑を言いわたされた者のうち刑の一部執行猶予判決を言いわたされた者の割合は一八・三％であったとの報告があり[2]、保護観察対象者が年々累積していくことが予想される。これまで保護観察所では、仮釈放中の数ヵ月間のみ支援を行ってきたが、これからは数年におよぶ支援を提供しなくてはならない。

図表15-1　刑の一部執行猶予制度の概要（文献2をもとに作成）

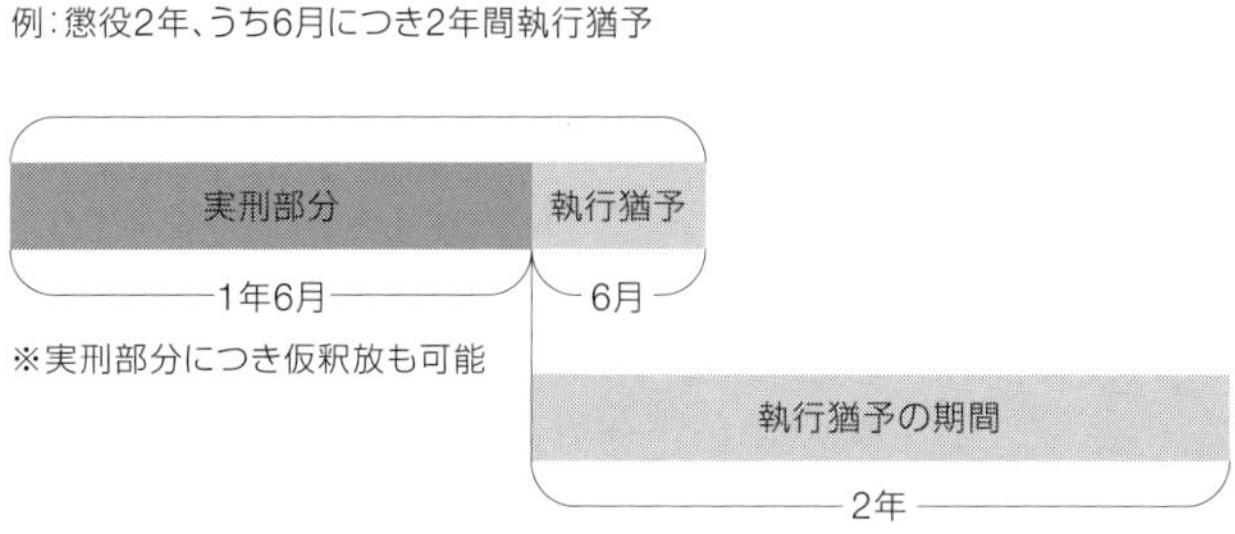

また、「薬物依存のある刑務所出所者等の支援に関する地域連携ガイドライン」[1]では、保護観察所を含む関係機関が密に連携し、社会復帰や再犯防止の取り組みを行うこととされているが、保護観察期間中に関係機関がどう連携していくのか、その具体策は示されていない。児童虐待をはじめとするさまざまな分野において、関係機関の「連携」という言葉がキーワードとなっているが、それを行動レベルに落とし込む作業は簡単ではない。

刑の一部執行猶予制度によって、薬物の取り締まり、教育・啓発が主だった政策から、当事者の社会復帰を重視した政策が展開されるようになったことは大きな前進といえるが、この制度の成否は関係機関の「連携」をどう具現化するかにかかっている。数年におよぶ保護観察期間が本当の意味での社会内処遇になるためには、医療、地域精神保健福祉機関、民間団体等がそれぞれの役割や強みを活かして当事者のニーズに合った支援を提供できるかが鍵となる。そして、そもそも当事者のニーズとは何か、当事者が望む社会復帰の形とはどのようなものか、社会は彼らの社会復帰をどう受け止めどう支えるのかを考えることが不可欠である。

薬物依存者の「声」をキャッチする

刑の一部執行猶予制度において薬物依存者の社会復帰が重視されているのはたしかだが、司法制度の枠組みのなかでは、本人のニーズが社会のニーズに巧妙にすり替わってしまうことがある。就職して生活を再建したい、家族との関係を取り戻したい、二度と薬物を使うことがないような生活を送りたい、といった希望は本人のなかにあるものだとは思うが、同時に社会から期待されていることでもある。保護観察所は当事者からみれば司法機関の一つであり、保護観察中は司法的に取り決められた遵守事項という社会からの期待に沿った行動をすることが求められる。そのため、保護観察官に「本音」を話すことに抵抗を感じる者も少なくないだろう。「本音」が言いにくい状況では、本人のニーズが歪められてしまう危険性があるのだ。

そもそも薬物使用者はSOSを出すことが苦手である。自分自身の困りごとやネガティブな感情を表明せず自分で何とかしようと薬物を使っている場合もある。薬物使用というコーピングができあがると、困りごとやネガティブな感情自体を意識する仕方も、どのように人に伝えればよいのかもわからなくなる場合があり、ますます本人のニーズが周囲に伝わりにくい状態になってしまう。

薬物再使用の欲求に関しても、保護観察含め刑に服している期間は強制的に薬物を使用できない環境におかれることで、意識されないか過小評価されることが多い。本人にとっては以前のような欲求も感じられないため、「自分はもう大丈夫、二度と薬物は使わない」と思うのも無理はない。実際、逮捕や服役をきっかけに回復していく人も多く存在する。しかし、表面的に同じような発言をする場合であっても、一律にはいかないのが薬物依存の難しいところである。無事に刑期を終え、再就職を果たし、医療や福祉の支援を受けないまま社会復帰する人がいる一方で、就職はおろか日常生活もままならず、薬物依存以外の精神障害で医療的支援が必要な人や、保護観察終了間もない時期に再使用する人も存在する。一口に薬物依存者といっても、状態像には幅があり、その幅は刑期終了後からますます広がっていく。個々のニーズの内容や程度も千差万別に広がっていくといえる。

表面からはなかなか読み取れない個々のニーズを把握し、ニーズに合わせた支援を提供するには、保護観察所による支援だけでは限界があり、医療、福祉、当事者によるサポートなどを活用する必要がある。薬物依存者の声なき「声」を聴くには、支援者一人ひとりの努力もさることながら、さまざまな支援機関がそれぞれの特技を活かしてかかわることが求められる。

Voice Bridges Project——声の架け橋プロジェクト

このような背景から、厚生労働科学研究費補助金(障害者政策総合研究事業)「刑の一部執行猶予制度下における薬物依存者の地域支援に関する政策研究　保護観察の対象となった薬物依存症者のコホート調査システムの開発とその転帰に関する研究[3]」において、平成二九(二〇一七)年三月、Voice Bridges Projectが四地域で開始された。このプロジェクトでは、保護観察対象者を保護観察開始時点でリクルートし、管轄の精神保健福祉センターでフォローアップ調査を行う流れとなっている［図表15-2］。精神保健福祉センター職員による調査は、初回は面接、二回目以降は三ヵ月または半年ごとに原則電話で実施される。研究参加の任意性を保つため、正式な研究参加は初回面接時に精神保健福祉センターで詳細な研究説明を受けてから決定される。明らかに医療や精神保健福祉のニーズを表明する者は少ないものの、全保護観察対象者の一五％程度が研究に参加している。

調査と支援のダブルパッケージ

Voice Bridges Projectは調査と支援の二つの側面をもっている。調査は、三年間のコホート調査というデザインで行われ、保護観察が終了した後も追跡を行い、本当の意味での社会生活における対象者の変化を追跡する。主要評価指標は薬物使用／断薬の継続、副次的評価指標は社会資源利用、援助希求行動、QOLなどであり、これらの評価指標に関連する要因を検討する計画となっている。わが国ではこれ以前に薬物依存者を対象にしたコホート調査が実施されたことはなく、薬物依存者の転帰に関するデータは貴重な基礎資料となると考えられる。

しかし、単に調査を実施するだけでは、刑の一部執行猶予制度開始後の当事者や関係機関の課題を解決するには至らない。そこで研究に支援の要素を加え、精神保健福祉センター職員による面接調査・電話調査をきっかけに支援ニーズの掘り起こしを行い、調査に必要なやりとりをするなかで保護観察所と

図表15-2　Voice Bridges Project調査実施体制と情報の流れ

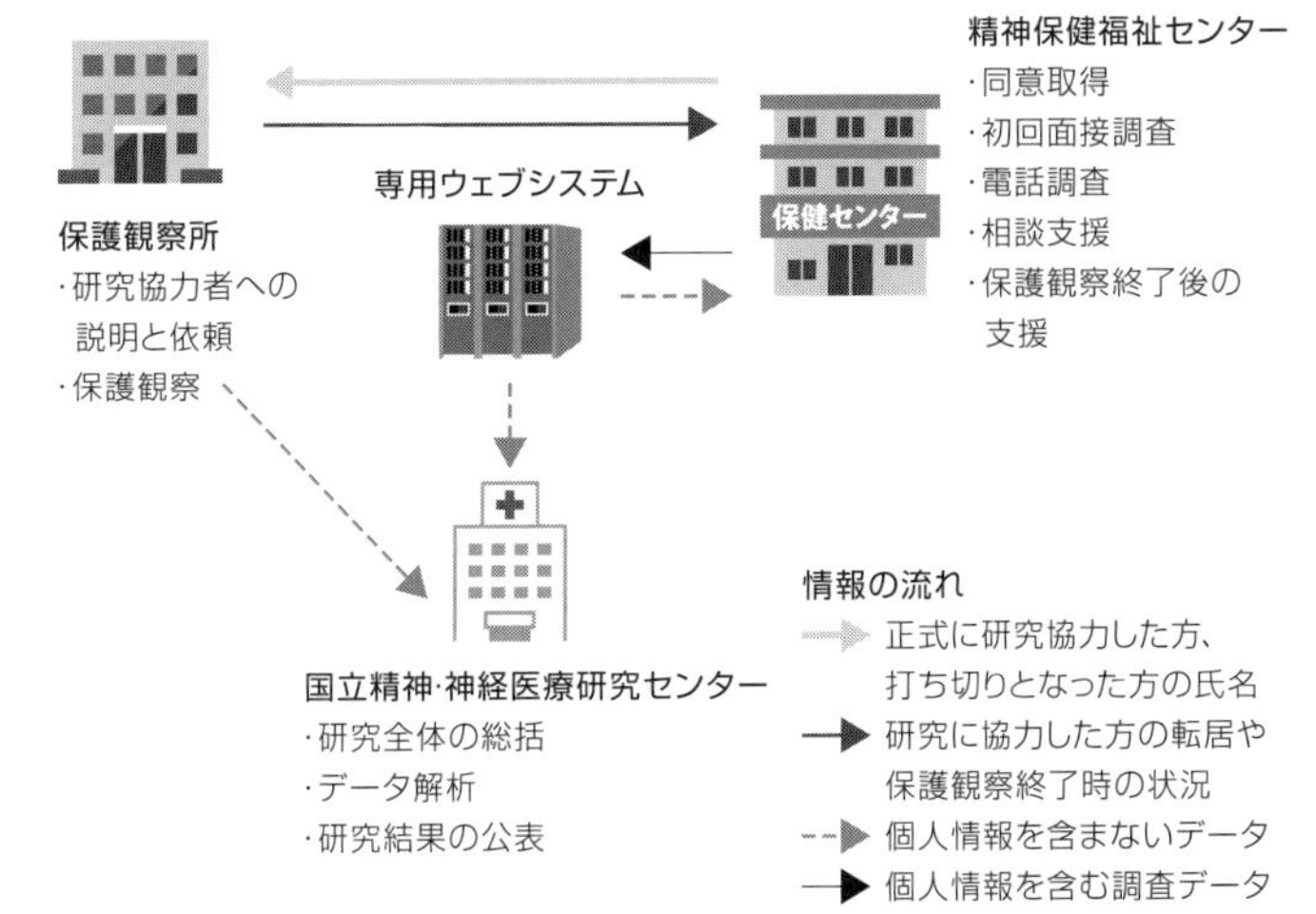

の連携を強化できるような仕組みを構築した。面接調査・電話調査は、精神保健福祉センターの通常の業務（相談事業など）に組み込み、追加の質問を行ったり、必要な社会資源を紹介したり、通常の業務として行っている支援を対象者のニーズに合わせて行ってもらうことにした。

保護観察対象者が正式に研究参加となった際には、精神保健福祉センターから保護観察所に対象者の氏名を伝える必要があり、調査が打ち切りになった際にも情報を伝え合う必要があるため、必然的に電話や対面で情報交換することになる。これまで保護観察所と精神保健福祉センター間でやりとりがなかった地域においても、直接顔を合わせるきっかけが生まれ、対象者への支援という共通の話題を通じて互いの仕事内容や役割を知る機会が増えている。自治体職員は数年おきに人事異動があり、仕事の属人化が起こると職員が変わるたびにノウハウが継承されないという事態が生じやすい。しかしVoice Bridges Projectを継続することで、機関内外の職員同士のやりとりは継続され、さらに地域をまたいで広がるというポジティブな現象も起こっている。精神保健福祉センターは地域の医療や当事者支援団体の情報も把握しているため、保護観察所職員が地域の社会資源に目を向ける機会にもなっている。

善意にもとづく「おせっかい」地域支援

ガイドラインには、「精神保健福祉センターは、地域の精神保健福祉の要として、地域における関係機関と民間支援団体との連携が円滑に行われるよう、協力体制の構築に向け、平素から必要な企画・調整を行い、連携推進の中核的役割を果たす」と明記されている。実際、Voice Bridges Projectにおいても、精神保健福祉センターは地域支援の要として機能していると思われる。研究参加者の多くは、研究参加の時点では明らかな支援ニーズを示さないことがほとんどだが、関係性が構築されてくると、「何か困ったことがあったら相談できる人がいる場所」として精神保健福祉センターを認識するようになってくる。問題の位置づけが、保護観察開始時点では司法で対応すべき薬物の問題としてスタートしたとしても、精神保健福祉センターのかかわりによって健康問題や福祉的問題に変化し、最終的には当事者個々のより内面的な問題に変化していくことがある。一見、明らかな援助希求がない人であっても、支援者の側からの働きかけ（＝善意にもとづく「おせっかい」）が必要な人が一定数いるということだ。

彼らの「声」は、支援者が聴こうとしないと聴くことはできないし、一回ですべてを聴けるわけではない。私たち自身のニーズが状況によって変化するように、彼らのニーズも変化する。ただ待っているだけでは彼らの「声」を聴くことも、ニーズを知ることも、支援者として何ができるか考えることもできない。精神保健福祉センターは、地域における関係機関のうち唯一、援助希求が明らかでない人に対し働きかけることができる機関である。そういった意味でも、地域支援のなかで精神保健福祉センターが果たす役割は大きいと思われる。

おわりに

政府が公表している「薬物乱用防止五か年戦略用語の解説等」という資料に、「ダメ。ゼッタイ。」の語源が解説されている。そこでは、「国連の標語“Yes to Life, No to Drugs.”を和訳したもの」と説明されているのだが、翻訳の過程で“Yes to Life”の部分がなくなってしまったことが残念でならない。“Yes to Life”を支えること抜きで、支援は成立しない。薬物問題とは生活の問題、生きることに関連した問題であり、当事者のニーズもそこにある。支援者はLifeに関連した当事者の「声」を聴き、それぞれの得意分野を活かしながら彼らの「声」に対応することが求められる。

（たかの・あゆみ）

16 性被害にあい、生き抜いてきた男性の支援

山口修喜　カウンセリングオフィスPomu／心理カウンセラー

なぜ性被害というテーマは大切なのか？

性被害は私たちにとって切り離せない大切なテーマである。四人に一人の女性が、六人に一人の男性が過去に性的な被害にあっているためだ。あなた自身がそのような被害にあわれた方かもしれない。もしくは、あなたの大切な家族、親戚、親友が、過去に性的な被害を経験しているかもしれない。あなたが知らないだけで、当の本人は性的な被害によって生きづらさを抱えているかもしれない。単純計算で、日本に一〇〇〇万人の男性被害者、一五〇〇万人の女性被害者がいる。これは、無実の人が、無実の子どもが「犯罪」にあったということ。決して軽視できる数字ではないはずだ。

こうした人たちを、性被害にあって生き抜いてきたという意味で「サバイバー」と呼ぶ。男性の被害

者であれば、男性サバイバーと呼ぶ。

本章の前半では、男性サバイバーはなぜ助けを求めにくいのかを考察する。そうすることで、彼らの苦悩や特徴、どんな世界を生きているのかが少しでも伝わるのはないかと思う。後半では、彼らの支援について、社会的な側面と心理的な側面から述べる。カナダの男性サバイバー支援センターで七年間働き、日本でもそれを専門にセラピーを提供している私の経験をお伝えしたい。

あなたは対人支援者かもしれないし、トラウマを抱えた当事者かもしれない。読み続けることで、今求めていることが明確になるかもしれない。読者それぞれの立場で、何らかのことを実践するきっかけになってほしいと願う。

なぜ「助けて」と言えないのか？

「助けて」と言えない理由を、「恥」「性的興奮」「通過儀礼」という三つの視点から考えてみる。これらは男性サバイバーの特徴であるが、男性だけが抱えているわけではない。男性サバイバーと女性サバイバーには共通する部分が多いが、そのなかでの差異を述べているとご理解いただきたい。

男性サバイバーと恥

一つ目、男性サバイバーの多くは、強烈な「恥」を抱えている。女性だけが被害にあうという認識が広まっている社会にいると、被害にあった男性である自分は弱くて恥ずかしい存在だと思うことも多い。男なのに抵抗できなかったという恥がある。

ここでお伝えしたいのは、被害にあうのはその人のせいではないということだ。加害者のせいである。抵抗はできなくて当然である。身体的な力などはあまり関係しない。マッチョでスポーツが得意な男性サバイバーも、私のこれまでのクライアントのなかにはいた。突然の性的暴力に際しては身体が凍りつきフリーズしてしまうことも多いため、抵抗できないのである。

恥は「身体」にも大きく影響するということを理解したい。恥を抱えている時、身体の感覚はどのようになるのか？　姿勢はどのようになるのか？　試しに、あなたのこれまでの人生で一番恥ずかしかったことを思い出してみてほしい。身体の姿勢に変化があったのではないだろうか。たとえばお腹が折れて、ガクンと落胆したような姿勢。このような姿勢を見つけ出し、解放していくことも恥の対応には必要不可欠である。海外の専門家の間でも、トラウマからくる恥と身体へのアプローチは必須だといわれている。なかでもキャリン・スコット・ドゥジア氏などは恥と身体に特化した専門家である。

さらに、恥があると、視線は下に落ちる。これは、見られたくない、人の視線が気になるということだ。このような身体の状態では、人と「つながる」ことを何としてでも避けようとする傾向が生じる。このように強い恥を抱えたクライアントの場合、セッションの時、支援者が真っ正面に座ることは避けたい。斜め前に座るのがよい。クライアントに対して九〇度の位置に座ることで、クライアントは支援者の顔を直視しなくてすむし、視線を外しやすくなる。さらに支援者はクライアントを直視しすぎないようにし、視線を柔らかいものにする必要がある。

トラウマと身体の専門家として有名なパット・オグデン氏は、恥はサバイバルなリソースだという。つまり、性的なトラウマを受けたことに対する自然な反応だということだ。そして、生き抜くためには恥が必要だったということである。恥がそれを可能にしてくれたという視点が大事である。支援者は、恥は悪いもので、なくさなければいけないという見方を和らげる必要がある。

恥についての心理療法的な介入法を説明するには本一冊が必要になりそうだが、まず、サバイバー全般、とりわけ男性サバイバーは、強烈な恥を抱えていることが多いという認識が必要だ。そして、恥の姿勢、身体の傾向を解放するアプローチを知ることである。後でも触れるが、恥によるこのような身体の傾向が「助けて」と言えない理由の一つである（恥に関する講座のほか、さらにくわしくトラウマセラピー、支援の方法を知りたい方は以下のサイトを参照してほしい。https://www.pomua.info/）

男性サバイバーと性的興奮

「助けて」と言えない理由の二つ目として、性被害特有の性的興奮がある。多くの専門家が、性被害は苦しくて、恐怖「だけ」だと思いがちである。しかし性被害には、強烈な性的興奮が伴うことを理解したい。性被害のことを思い出すと、苦しさなどの感情がありながら、性的興奮が生じることも多いのだ。恐怖が強く出る傾向のサバイバーもいれば、性的な興奮が強い人もいる。このことが一般的な暴力被害と性被害の重要な違いである。

性的な被害を受けている時、自分の勃起した性器を見ると強烈な恥や性的興奮を感じてしまう。求めているから勃起しているのだと、加害者に念を押されることも多い。このようなことから、自分が悪いのだ、自分が求めてしまったのだと思ってしまう。

私が支援をする時には、性的な興奮を感じること、性器が勃起することは自然な反応だと伝えることがよくある。それは、熱いものを触ったら熱いと感じることと同じである、とお伝えする。それだけで、生きづらさが半分に減ったと話すクライアントもいた。

男性サバイバーと通過儀礼

三つ目は、通過儀礼という視点である。男性サバイバーは、性被害を被害として認識できないことがあり、それが助けを求めない理由にもなる。ふとした時に友人に性的な被害のことを開示して、「キモい」とか「そんな趣味もあるんだな」と言われる場合がある。とくに加害者が年上の女性の場合は「ラッキーだったな」と言われることもある。「早くに大人になれてよかったな」というようなコメントをもらう。このあたりが、男性サバイバーが自分の被害を被害と認識しにくい理由である。

社会的な枠組みでの支援

「助けて」と言えない、支援を求められない男性サバイバーのことが少しは伝わったのではないだろうか。ここからは、支援について考察する。まず前半で、社会的な支援体制という視点から述べていく。そして、支援につながった際の心理療法的なかかわりにおいて重要な点を後半で取り上げる。

まず、男性サバイバーが支援を少しでも求められるような社会的な支援体制が必要である。それに関してモデルとなるカナダの支援体制を紹介する。そうすることで、日本でどのような支援システムが必要なのかがみえてくるのではないかと思う。

一九九〇年頃から、北米で次々と男性サバイバーの支援センターなどが立ち上がっていった。カナダのブリティッシュコロンビア（BC）州、バンクーバーにある、性被害を受けた男性の支援センター（BC Society for Male Survivors of Sexual Abuse）はそのうちの一つである。代表のドン・ライト氏は、自宅の一室に机と電話を設置し、男性サバイバーの相談窓口を開いた。すると、連日連夜、相談の電話がかかってきたという。多くの男性サバイバーがそのような支援を求めていたのだろう。それからドン・ライト氏は、男性サバイバー専門のカウンセラーを一人ずつ育てていった。支援者は三人、五人と増えていった。二〇一〇年頃には専属の心理カウンセラーが一〇人以上働くようになり、地域からも専門家からも認められた団体となる。

私はこのセンターで七年間、州の公認心理カウンセラーとして働いた。一〇〇人以上の男性サバイバーに心理のセッションを提供した。女性サバイバーにもみられる、希死念慮、うつ、PTSD症状、不安などに加え、男性サバイバーの場合、性的アイデンティティの混乱、周りに信じてもらえない孤独、強烈な恥などが過去の性被害によって引き起こされていた。支援の方法も教わったが、ドン・ライト氏から教えていただいた一番大事なことは、形はどうであれ、小さくても、「まず相談窓口を作る」ということであった。

一七年間の北米生活を終えて日本に帰国した私は恩師の想いを受け継ぎ、二〇一一年に男性サバイバーのための「カウンセリングオフィスＰｏｍｕ」(https://www.pomu.info/)を立ち上げた。立ち上げ後、毎月少しずつだが、相談の数は増えていった。必要としている男性サバイバーがいることを身をもって実感した。ドン・ライト氏の近くで、支援団体を作ること、運営することの意味を肌で感じていたおかげで、相談窓口を開設できたのだと思う。

ここで、日本でどのくらいの支援の規模が必要なのかを考えてみる。カナダの支援センターをモデルケースとして考えると、興味深いことがわかる。バンクーバーの人口は約二六〇万人。男女半々だとして、男性の人口は一三〇万人。センター開設後、二〇年間で約一万人がこのセンターに相談を受けにきた。この地域の男性一三〇に一人が来所したことになる。この比率を日本に当てはめてみる。日本の人口は約一億二〇〇〇万人、男性が半分の六〇〇〇万人として、これを一三〇で割ると約四六万人。日本でカナダのような支援センターを作るとすると、この先二〇年で四六万人の男性への支援が必要になるということだ。四六万人という数字は軽視できないと感じる。しかし、冒頭で述べたように、日本には男性サバイバーが一〇〇〇万人いてもおかしくない。四六万人はそのうちのごく一部だ。

カウンセリングオフィスＰｏｍｕを開設してから、六年間で六〇〇人近くの相談を受けた。カナダで前述のセンターが始まった時にも、偏見をもってみられ、そのような男性は多くはいないだろうといわれていた。だが、細かい数字は別としても、支援を必要としている男性サバイバーが数多く存在することは確実だ。日本でも、カナダの団体のように、毎年何千万円という助成金が必要で、全国の主要な都市に支援の窓口を開く必要があると思う。カナダでそれが可能だったのは、ある程度、大きな助成金があったからではないだろうか。助成金があれば、支援者を育てることもできるし、相談窓口を継続することも、男性サバイバーのカウンセリング料を肩代わりすることもできる。男性サバイバーはいじめや犯罪の被害にあった人たちである。犯罪の被害者であれば、国や社会が支援の費用を肩代わりすることは自然である。カナダの支援団体にかかわったことから、そのようなことを実感している。

心理的な支援について

次に、性的なトラウマを受けた人や男性サバイバーの心理療法について述べる。

奇跡的に支援につながる男性サバイバーもいる。その場合、まず支援につながったことを賞賛することが大事だと考える。恥の感情をはじめとするさまざまな困難を乗り越えて支援を求めることは容易ではない。その部分を言葉にして、伝えることが大切だ。

男性サバイバーの支援をするには、多くの経験と知識が必要である。ピラミッドの図を想像してほしい。底辺には、基本的な心理カウンセリングの技術や経験が置かれる。その上にくるのが、トラウマやPTSDを理解した支援ができること。その上には、虐待や愛着の支援ができることがくる。さらにその上に性暴力への対応が位置づけられる。そして性暴力被害のなかでもとくに、「男性」被害者に対する支援ということになる。

愛着についてもトラウマについても基本的なことを知らないが、男性サバイバーの支援をしたいから方法を教えてほしいと頼まれたことがあった。寿司職人にたとえてみる。職人に弟子入りして、ネタを握ること「だけ」教えてくださいと言ったら、怒られるだろう。ご飯の炊き方、冷まし方、包丁の研ぎ方、ネタの切り方など、基本的なことから学んでいく必要がある。要するに、男性サバイバーのこと「だけ」を知ろうとしても支援はできないのだ。男性サバイバーの支援に関するすべてのことをここで書くことはできないので、何をまず大事にしていけばいいのか、その観点から少しでもお伝えできればと思う。

性被害の支援を行ううえでは、トラウマと身体について知ることが大切になる。犬がとても怖い人の例で説明する。この人は過去に犬に追いかけられたり、噛まれたりしたことがあり、何十年経っても、小さなチワワが近寄ってくるだけで怖くなり、身体が固まる。この人を心理セッションで改善させるには、その反応する身体、固まる身体を解放する必要がある。言葉だけを用いる傾聴中心のカウンセリングでは、ほとんどの場合改善しない。「それって怖いですね」と共感したり、「ワンちゃんは可愛い存在ですよ」と一〇〇万回カウンセラーに言われても、自分自身に言い聞かせても変わらない。チワワを見た時に固まってしまう身体を解放しなければならない。身体が反応しなくなれば、恐怖感も減ってくる。

少し極端な例になったが、伝えたいことは、言語レベルのカウンセリングではトラウマ的な症状はほとんど改善されないということだ。たとえば、あなたが虫歯になり、歯がとても痛くて歯医者に行ったとする。その時、歯医者が「痛いですね」「どんな痛みですか」と言葉で言うだけだったら、どうだろうか。言葉だけのカウンセリングはそういうものといえる。トラウマ、虐待、性被害などはこころや感情にも影響するが、身体に強烈な影響を与える。その身体にアクセスするという意味で、身体志向、ソマティックなセラピーが必要である。

身体にアクセスすることに加え、もう一つ大事なことがある。それは、神経の「覚醒レベル」を大事にするということだ。サバイバーは、過去の体験が嫌な感覚や記憶としてフラッシュバックしてくる。恐怖感、イライラ、怒りが出てきて、覚醒レベルが上がる。時に、離人症、解離、うつなどの症状も出る。これは覚醒レベルが下がっている状態だ。その覚醒レベルを安定させることをサポートするのが心理カウンセラーの役目ともいえる。覚醒レベルについてはポリヴェーガル理論によってより深く理解できる。トラウマティックな出来事にあうと神経システムがどうなるのかを理解することも重要であり、支援のアプローチもこの理論をもとにする必要がある（この理論については以下のサイトでくわしく説明している https://pomupomu.info/）。

男性サバイバーの心理セラピーを行うのは、とても難しい。そもそもトラウマを抱えた人を支援することには、かなりの知識と経験が必要とされる。さらに、性的虐待や男性サバイバーのことを理解する必要がある。心理セラピーと外科手術はもちろん同じではないが、男性サバイバーの支援はいわば、脳の際どい場所にある腫瘍を摘出する難易度の高い手術のようなものである。そのため、虐待やトラウマを抱えた人に対する臨床を長年行ってきた支援者に、男性サバイバーの支援は行っていただきたいと思っている。あなたがもしサバイバー（男性であれ女性であれ）なら、心理カウンセラーを選ぶ際、これまでサバイバーのカウンセリングを何人に行ったことがあるかを尋ね、何十人というサバイバーをみてきた人にお願いすることが賢明だ。さらに、どのように過去のトラウマからくるフラッシュバックなどの症状を減らすのか、ある程度納得のいく説明ができる人を選ぶことをお勧めする。

まとめ

男性サバイバーの苦悩や生きている世界を、多少なりともご理解いただけたのではないかと思う。ここで述べたようなことが、男性サバイバーが「助けて」と言えない背景なのである。さらに、どのような社会的支援システムが必要であるかということや、心理カウンセリングの現状がお伝えできていれば幸いである。男性サバイバーへの心理セラピーについては、この文章ではここまでしかお話しできないが、これを読んでいただいた支援者がもっと探求したい、学びたいと思うきっかけになれば嬉しい。トラウマを抱えた方であれば、何を大切に回復に取り組めばよいのかや、支援者を探す時の判断基準をお伝えできた部分もあったのではないかと思う。

最後に、どんなトラウマでも、性被害でも、あきらめなければ回復する道は必ずあると私は信じている。

（やまぐち・のぶき）

V

民間支援団体の活動から

17 どうして住まいの支援からはじめる必要があるのか
――ホームレス・ハウジングファースト・援助希求の多様性・つながりをめぐる支援論

熊倉陽介　東京大学大学院医学系研究科精神保健学分野／精神医学
清野賢司　特定非営利活動法人TENOHASI／社会福祉学

「『助けて』が言えない」を路上から考える

ホームレス状態にある人は、さまざまな形で心身を病むことが多く、一般人口よりも平均寿命が短いとされている。実際に筆者らが「夜回り」や路上巡回相談をしているなかでも、明らかに体調を崩して疲れきり、ボロボロになりながらホームレス状態での暮らしを続けている人と出会うことは少なくない。「役所に行って生活保護を受ける」こと、あるいは「まずは救急車で病院に行く」ことなどを支援者が提案しても、いっこうに首を縦にふらない人もいる。路上生活を続けたまま、亡くなっていく人も後を絶たない。

本書で掲げられた「『助けて』が言えない」は、「ホームレス」支援の現場でこうした人たちを相手に働くわれわれ支援者の前に歴然と立ち現れてくる課題であるともいえるし、ホームレス化していく人と社会をめぐって考えるべき重要なテーマであるようにも思われる。

本章では「ホームレス」支援の現場感覚のなかから、「『助けて』が言えない」ということについてあらためて考えることからはじめてみる。加えて、「ホームレス」支援の新しいあり方として注目されているハウジングファーストという支援の方策について概説する。

路上生活を続けており、支援者の目には「『助けて』が言えない」ようにも映る人を前にして、どうしてハウジングファーストという支援のパラダイムシフトが必要とされているのか。すなわち、どうして住まいの支援からはじめる必要があるのか。このような問いを立てることを通して、「『助けて』が言えない」人をつくりだしている社会のあり方について問い直す。それは、「『助けて』が言えない」人に変化を求めるのではなく、「『助けて』が言えない」社会の側に目を向けることこそ必要とされているのではないかという問いである。そして、目に見える「ホームレス」に限らずとも、安心できる居場所を得られず、親密な関係性からの失踪を繰り返し、つながりを断ち切って孤立を深め、「『助けて』が言えない」人たちに対して、私たちはどのような支援をなしうるのか、考察することを試みる。

「ホーム」を失うということ

「職場の人間関係でムシャクシャしてパチンコで有り金をすべて使い果たし、家賃が払えず逃げ出した」「一〇代後半で家を出てから日雇いの仕事や飯場などを転々として暮らしており、アパートには住んだことがなく、四〇代で腰を壊して路上生活になった」「幼少期からひどい虐待を受けており、定時制の高校を中退して家を出て働いていたが、アルコールで身体を壊して無一文になった」「父親の残した借金をなんとか返済しようと家業を続けていたが、取引先に愛想を尽かされて立ちゆかなくなった」など、ホームレス状態に至るまでの物語は人それぞれ多様である。

長期に路上生活を続けている人は、精神疾患や依存症をもつことが多い。加えて、小児期にいじめを受けたことをはじめとして、社会から疎外された体験を積み重ねてきたことなどから、対人関係に苦手意識を抱えていることも少なくない。慢性的なホームレス状態へと至っている女性のなかには、ライフストーリーをつぶさに語ることは少ないながらも、たび重なる暴力的な環境のなかをなんとかして生き抜いてきたであろうことがうかがわれる人もいる。よくよく話を聴いてみると、虐待やネグレクトなどの小児期の逆境的な体験について語る人も多い。

小児期逆境体験（Adverse Childhood Experiences：ACE）は、心理的・身体的・性的虐待とネグレクト、家族の投獄、精神疾患、薬物乱用、家庭内暴力、離婚や別居による親の不在などの家族の機能不全を含み、成人期の健康にさまざまな有害な影響を及ぼすとされている。「暴力的な家族関係から逃避してきたものの、その後も気づけばいつの間にか同じような暴力的な関係性のなかにいた」「判で押したように同じような対人関係上の困難に陥り、失踪を繰り返しているうちにホームレス化した」といった失踪と断絶を繰り返すライフストーリーをさめざめと語る人もいれば、強い恐怖やフラッシュバックを抱えていて物語ることが困難な人もいる。そうかと思うと、河川敷などを歩けば、自由な暮らしをほがらかに満喫しているかのように見える人や、超然としていて何を考えているのかまったく想像できない人に出会うこともある。

「ホーム」レス状態であるということは、「ハウス」レスである（安定した住まいがない）ということに加えて、安心して休んだり頼ったりすることのできる居場所や、心理的な「居場所感」を失っていることを意味するように思われる。上述したようにホームレス状態へと至るそれぞれの物語は多様であるが、単に住まい（ハウス）を失ったということだけではなく、関係性における困難や親密圏からの離脱という要素が、ホームレス化という現象と切り離せないところに存在している。

どうして「『助けて』が言えない」のか

日本には、制度上は生活保護を利用すれば路上生活を脱出することができるにもかかわらず、路上生活を続けている人が多数存在している。彼ら彼女らはどうして路上生活をはじめるに至り、今も続けているのか。このことを考えることは、「『助けて』が言えない」背景に想いを馳せることと相似してくると思われる。

生活保護などの社会保障制度に関して知らない人や、知っていても利用方法がわからずどうすればよいかわからないままにホームレス化する人がいる。真面目に働いてきた人ほど、生活保護を利用することに対するうしろめたさを感じていることも多い。

「みなが福祉を受けたら日本はダメになりますよ」と語りながら、不安定な就労とサウナ暮らしを続けている人もいる。生活保護を申請すると親族に扶養照会がなされることを気にして、申請をためらう人もいる。路上生活に疲れ果てて生活保護を申請しようとしたが、いわゆる「水際作戦」といわれるような生活保護の窓口対応の冷たさや、これまでのトラウマティックな体験について容赦なく矢継ぎ早に質問されたうえに行政用語を理解できない速さで説明されたことで「侮辱された」「もう耐えられない」と感じて申請をみずから辞退するケースもある。生活保護を利用しても、「飲酒禁止とか門限とか、施設には自由がない」「劣悪な施設に保護費のほとんどをもっていかれて頭にきた」「見ず知らずの人と相部屋に入れられて人間関係のストレスがすごかった」などが原因で施設から逃げて路上生活に戻った人は多い。

「施設に行くくらいならホームレスのほうが自由でいい」と語る人がいる一方で、「施設の生活に馴染めなかった自分が悪い」と自分自身を責める人もいる。内縁関係のカップルや、高齢の母とひきこもりを続けてきた息子が暴力的な関係性を続けながらも支え合って生きている場合では、福祉事務所に相談しても別々の施設への入所を指示され、二人一緒に暮らせる選択肢が提示されなかったことから、二人で路上生活を続けることを選んでいるようなケースもある。

こうして考えていくと、人が「『助けて』が言えない」背景にはさまざまな理由が想定される。助けを求めれば助けてもらえるということを知らないこと。助けを求めるやり方がわからないこと。過去に

「助けて」と言ったが、結果として助かるどころか尊厳を剥奪されてしまう経験をしたことがあること。それよりは自分だけの力で生きていきたいと思っていること。人に助けてもらうことに罪悪感を抱えていること。自分には助けてもらう価値などないと思っていること。すでに大切な誰かと助け合っており、その暮らしが行き詰まっていることには気づきながらも、親密な関係性のなかで助け合っているがゆえにその関係を壊すような第三者には助けを求めづらい状態になっていること。「『助けて』が言えない」理由は多様であり、それぞれの人が「助けて」と言えなくなるまでには固有の歴史と物語がある。

援助希求の多様性に対応した支援の必要性

「『助けて』が言えない」人に対する支援を考えるうえでは、「『助けて』が言えない」ということをその人の単なる弱みであるかのように認識してしまうことには慎重である必要があるように思われる。「助けて」と言うことを拒否することは、その人がさまざまな苦労を乗り越えてみずからの尊厳を守って生きる手段を確立しているという、その人なりの強みでもあるかもしれないからである。その手段が薬物やアルコールなどの物質への依存であったり、自傷行為であったとしても、その人なりの価値観や強みや尊厳のあり方として援助希求の形には多様性があると捉えることによって、その人の生き方や自分らしく生きるために行っている手段を頭ごなしに否定することなく支援できる可能性が広がる。支援者には、「『助けて』が言えない」人の多様な援助希求を察知する力が求められる。

同様に、親密な関係性から離脱して失踪を繰り返すということに関しても、その人の弱みであると一概に決めつけないことが、「ホームレス」支援のような現場では重要である。失踪の結果としてホームレス状態になったことを否定したり非難したりすることからは、支援ははじまらない。逃げることができることはその人の強みでもある。尊厳を否定されるような暴力的な関係性のなかにとどまり続けるよりは、逃げ出したほうがよい場合がある。

「『助けて』が言えない」ことや失踪を繰り返すことには、その人なりの理由がある。それをけっして否定したり責めたてることなく、安全で安心できる支援を提供することこそが重要であり、そのための方策にはまだまだ工夫の余地がある。「『助けて』が言えない」ことは、その人の弱みではなく、「『助けて』が言えない」「言ったらさらに尊厳を奪われる」状況をつくりだしていく社会の仕組みの側にこそ課題があるのではないだろうか。少なくとも支援者の立場に身を置くならば、このような問題設定のもと、みずからの拠って立つ支援構造の問い直しを含めて考えることが必要であろう。

援助希求の多様性に対応した支援の変革の一例として、ハウジングファーストという「ホームレス」支援の領域で注目されている方策に関して簡単に紹介する。

ハウジングファースト——住まいからはじまる支援の可能性

ハウジングファーストは、「まず安定した住まいを確保したうえで、本人のニーズに応じて支援を行う」

図表17-1　ハウジングファーストの概念図（文献1）

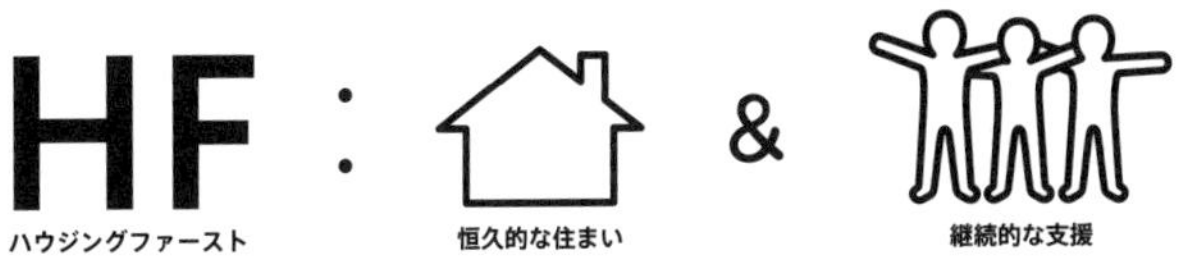
HF
ハウジングファースト
恒久的な住まい
&
継続的な支援

という非常にシンプルな考え方である［図表17-1］。精神疾患や依存症をもちながら、慢性的にホームレス状態にある人たちに対するアプローチとして一九九〇年代にアメリカではじまった。現在では、カナダ、フランス、スウェーデン、スペイン、ポルトガル、オランダ、オーストラリアなどの各国で採用されている。

日本では制度上の制約から完全な形で再現することにはまだまだ困難を伴うが、東京都の池袋や中野を拠点とした「ハウジングファースト東京プロジェクト」などの取り組みがはじまっている（首都圏では最初から恒久的住宅を確保することが難しいという課題があるため、「最初に期限つきの個室を提供し、ある程度そこで生活してから生活保護を利用して恒久的住宅を確保する」という「ハウジングファースト型」の実践である）。

ハウジングファーストでは、プライバシーが保てる住まいをもつことは人権であり、人は誰も、安全な住まいで暮らす権利があると考える。住まいはけっして、精神科医療にかかることや薬物を断つことと引き換えに提供されるものではない。自分で管理できる空間の鍵をもつということは、その人の尊厳そのものである。

ハウジングファーストの根幹は、「住まいと支援の分離（独立）」にある。医療をはじめとした支援サービスを受けることは本人の意思に基づいており、住まいを得るための条件ではない。アパートで暮らすことができるか、金銭管理が可能か、継続的に病院に通うことができるかなどを評価することからも距離を置く(non judgement)。あるがままを受け入れ、まずは安定した住まいを提供する。本人がすべきは家賃を払うこと(ほとんどは生活保護などの公的支援施策でまかなわれるが)と定期的訪問を受けることだけで、支援サービスを受けようと受けまいと、その住まいは失われることがない。たとえ一度築かれた支援者との関係性が破綻しようとも、アパートで暮らし続けることができる。安定した住まいをもち続けることは、基本的な人権だからである。

また、ハウジングファーストは、「ハウジングオンリー」とも一線を画す。本人のニーズに応じた支援サービスが提供され、住まいをもつことはその支援を受けることの条件にはならない。何らかの原因で住まいから出て再路上化したり入院したり服役したりしても支援は続き、何度でも住まいを提供する。ハウジングファーストは、重い精神疾患や依存症をもつ人の地域生活を支えることを念頭に置いている。背景にはハームリダクション(harm reduction)の考え方がある。ハームリダクションとは、健康上好ましくない、あるいは自身に危険をもたらす行動習慣をもっている人が、そうした行動をただちにやめることができない場合に、その行動に伴う害や危険をできる限り少なくすることを目的としてとられる、公衆衛生上の実践や政策を意味する。ハウジングファーストでは、精神疾患や身体疾患の治療を受け、断酒し、就労ができるというような「あるべき状態」が押しつけられることはない。安定した住まいを得ることで、ホームレス状態が続くことから生じる身体やこころへの危害(ハーム)を低減するということを念頭に置いた、きわめてプラグマティックな方策である。精神疾患や依存症に対する支援につながらずとも、症状の改善が得られずとも、安定した住まいが提供されることによって精神的身体的な負担が減る。そして、安定した住まいが本人の回復や他者とのつながりを得ることにも結びついていく（詳細については『ハウジングファースト』[1]を参照）。

ゆるやかでひらかれた大きなつながりのなかへ

ハウジングファーストは、従来型の「ホームレス」支援のあり方と比較すると、住まいの安定性などの効果が明らかに高いことが数々の研究で示されており、費用対効果の高さも明らかになっている。実際に「ハウジングファースト東京プロジェクト」の実践のなかでも、高い住宅維持率が得られ、新たな利用希望者が後を絶たない。どうして「ホームレス」支援においてハウジングファーストが有効であるのか考えることから、「『助けて』が言えない」人に対する支援のあり方について考察する。

まず第一に考えるべきは、ハウジングファーストが、「どうして基本的な人権としての住まいを得ることを前提として考えられないのか」という、既存の社会保障制度の根本課題を提起しているという点であろう。首都圏ではほとんどの場合、ホームレス状態の人が生活保護を申請すると、まずは施設に入ることが指示され、アパート生活が可能であるかどうか判定され（施設で生活する能力とアパートで生活する能力は同一ではないのだが）、然るのちにアパート転宅が許可される。このような「ステップアップモデル」が採られているために、集団生活が苦手な人が生活保護申請をためらったり、施設から逃げた人が再びホームレス化する例が後を絶たない。もしもハウジングファーストモデルを採用する、すなわち、すべての人に住まいを得る基本的な人権があるという地平に社会が立てば、ホームレス状態の人が住まいを得やすくなることに加えて、そもそもホームレス化する人が減るはずである。つまり、「わざわざ『助けて』と言わなければならない」「『助けて』と言ったらさらに尊厳が奪われる」状況を減らすことができる。貧困、格差、排除が連鎖し、複合的な困難を抱えている人ほど声をあげづらく孤立しがちななかで、このような観点から既存のシステム自体を問い直し、申請主義に傾きがちな支援構造への対抗を考え続けていくことは常に必要であろう。

次に目を向けるべきは、ハウジングファーストという概念の中核部分である「住まいと支援の分離（独立）」という点であると思われる。治療や訓練などの支援を受けることを、住まいを得ることの条件にしないことによって、既存の支援を受けることに抵抗があるために安定した住まいを得にくかった人が住まいを得ることができるようになる。安心できる住まいを得られること自体が、ホームレス生活によって蝕まれた心身の健康を回復させる。また、特定の支援者と密にかかわって支援を受けたり指示に従うことを強要されること、すなわち他者からなんらかの生き方を求められることは、親密な関係性からの失踪を繰り返してきた人にとっては安全な環境とは認識できないことがある。閉じた関係性のなかでの密なつながりは、人によきこともたらすが、暴力や裏切り、そして破綻や断絶といったよくないこともまたもたらすからである。「『助けて』が言えない」、すなわち他者に安心して頼ったりつながったりすることを、さまざまな歴史と物語のなかでしづらくなっている人にとって、目の前の誰かに完全に頼りきらなければ生きていけない状況は安全な環境とはいえない。治療や訓練などの支援を受けることを強要しないということは、関係性のなかでの困難を繰り返してきた人に対して、誰かに傷つけられたり、誰かを傷つけてしまうことのない安全な場を提供することにつながる。ゆるやかでひらかれた大きなつながりのなかに存在することを肯定し、誰かと深くつながらなくとも、その人がこの社会のなかに安定した住まいを得て生きることを包摂することを志向することにより、援助希求の多様性に対応した支援の選択肢がひらかれ、「『助けて』が言えない」人に対してなしうる支援が広がっていくのではないだろうか。

加えて特筆すべきは、「ホームレス」支援の現場に限らず多くの対人支援の現場において、「『助けて』が言えない」のは支援の対象者だけとは限らないということであろう。支援者の側も、「自分がやらなければ」などと思って過度の負担をみずからに課すなかでしばしば孤立し、「『助けて』が言えない」状況に陥り、疲弊してドロップアウトしてしまうことがある。深く信頼関係を築いた支援者が燃え尽きて現場からいなくなることは、支援を受ける者にとっての喪失体験となりうる。支援者の過度の努力によってのみ成り立ちうる支援は、支援を受ける者にとってもリスクとなる。こうした観点からも、支援者が援助希求ができる体制の構築が必要であるとともに、個人としての支援者に過度の負担がかかる支援構造を解消していく方向性へのシステムの変化も求められる。安定した住まいを前提とした支援構造は、支援者の個人的な努力によってのみ成り立つのではなく、ゆるやかでひらかれた大きなつながりのなかで、当たり前のこととして提供されることが望ましい。

「わざわざ『助けて』と言わなければいけない」「『助けて』と言ったらさらに尊厳が奪われる」構造を解消することを諦めないこと。それが特定の支援者の献身的な努力によってのみ成り立ちうるのではなく、システムとしての有効な支援構造を志向すること。治療や訓練を受けることを強要せず、深いつながりをもったり、他者に「『助けて』と言う」ことを求めることをせず、安心して居ることができる場をまずは提供することから支援をはじめること。これらはけっして、本人が安心して援助希求ができるゆるやかなつながりを結果としてもつことと矛盾しない。私たち対人援助職がなしうる支援、そして社会保障・生活保障の構造には、まだまだ発展の可能性が広がっているはずだ。

謝辞：本稿は、「公益財団法人大同生命厚生事業団地域保健福祉研究助成」「JST/RISTEX都市における援助希求の多様性に対応する公私連携ケアモデルの研究開発（研究代表者：島薗進）」「AMED主体的人生のための統合失調症リカバリー支援―当事者との共同創造co-productionによる実践ガイドライン策定（研究代表者：福田正人）」「厚生労働科学研究費補助金刑の一部執行猶予制度下における薬物依存者の地域支援に関する政策研究（研究代表者：松本俊彦）」「文部科学省科学研究費補助金新学術領域研究 脳・生活・人生の統合的理解にもとづく思春期からの主体価値発展学（研究代表者：笠井清登）」を得て行った調査研究の成果の一部である。執筆にあたり、筆者らが支援を通してかかわる多くの路上生活を続ける人たちからの意見を参考にさせていただいたことに感謝する。また、「ハウジングファースト東京プロジェクト」にかかわる多くの方々との意見交換をもとに執筆したことを付記する。

（くまくら・ようすけ）
（せいの・けんじ）

18 ギャンブルによる借金を抱えた本人と家族の援助希求

——どこに相談に行けばよいのか

田中紀子　公益社団法人ギャンブル依存症問題を考える会／ギャンブル依存症当事者・家族

ギャンブル依存症は、治りにくい精神疾患であるが、一見そうは見えない。借金問題が出てきて家族が慌てたとしても、少し落ち着けば当事者とは話し合うこともできるし、詳細な返済計画を作ることもできる。時には当事者がみずから通帳やカードを家族に預け、管理を願い出ることすらある。またギャンブル依存症に罹患していても、短期間なら比較的簡単にやめることができてしまうので、当事者も家族も一度くらいの借金なら「若気の至り」「ストレスがたまっていたから」「ちょっと行き過ぎてしまっただけ」などともっともらしい理由づけを考え出し納得してしまう。

ところがせっかく落ち着いたにもかかわらず、ちょっとした引き金ですぐに再発してしまうのもまたギャンブル依存症の特徴である。そしてギャンブルを再開してしまうと、あっという間に借金生活へと戻ってしまう。これを繰り返しているうちに、問題はどんどん深刻化していき、当事者は自暴自棄になり、家族は精神面だけでなく、経済面でも打ちのめされていく。

このように事態が深刻化していくことを防ぐために、家族、そして当事者はどこに助けを求めればいいのか？　それぞれの相談先についてお伝えしたいと思う。

家族の相談先

ギャンブル依存症の問題が起きた時に、まず相談機関などを訪れるのは、ほとんどの場合が家族である。家族は、普段は真面目に仕事をしている息子や娘、家事や子育てにも協力的な配偶者が、なぜかギャンブルの借金を繰り返していることに、得体の知れない恐怖感を募らせている。そして何度目かの借金が発覚した際に、「何かがおかしい？」「自分たちではもうどうにもならない」と、さまざまな相談機関、自助グループや医療につながってくるというのが最も多いパターンである。つまりギャンブル依存症支援は、家族支援が適切に行われるかどうかにかかっていると言っても過言ではない。

医療機関

国立、県立、総合病院などの精神科から、街のクリニックまで、ギャンブル依存症を扱う医療機関は年々増えつつある。

医療機関を家族が相談に訪れる場合はたいてい、当事者を連れてきており、家族だけで相談ということはあまりないかと思う。医療機関のほうでも「本人を連れてきてください」と予約の際に伝えることが多いようである。

医療機関のメリットは、何と言ってもその信頼性から告げられた言葉に重みがあり、ギャンブル依存症という診断が下された場合に、その事実を受け入れやすいということである。さらに、当事者・家族に対し自助グループなどに関する情報提供があると、医療の次にある支援先につながりやすくなる。また、うつ病、統合失調症、双極性障害、発達障害などの重複障害がある場合や、自殺念慮の強い場合は、医療との連携は不可欠である。

デメリットとしては、わが国ではギャンブル依存症の診断はまだ始まったばかりの過渡期であり、医療機関の判断がまちまちで、なかにはギャンブル依存症にあまりくわしくない医師もいるということである。この場合、家族に当事者の金銭管理を強要したり、当事者を検査などもせずにいきなり発達障害と決めつけ投薬してしまったり、はたまた「依存症までいっていない」と診断し、軽く説教する程度で済ませてしまい、当事者がますます否認を強めるようなケースがある。

逆に、来院する当事者や家族は「早く楽になりたい！」という思いが強いため、医者が診察すればすぐに治してくれると勘違いしており、「たいして話をしてくれなかった」と、不満やうらみ、怒りを抱えてわれわれのような民間団体を訪れてくるケースも多い。しかしながらギャンブル依存症は、「とくにこれが効く！」という治療法も治療薬もないので、回復には時間がかかることをご理解いただきたい。ギャンブル依存症は医療で簡単に「治せる」ものではなく、当事者、家族とともに自助グループやカウンセラーといった伴走者にもつながりつつ、長期にわたって回復し続けていくものだとの認識をもっていただきたい。

精神保健福祉センター

ここ数年、各地の精神保健福祉センターではギャンブル依存症相談が増加の一途をたどっている。厚生労働省なども、ギャンブル依存症の相談先として精神保健福祉センターをまっさきに挙げており、現在では、どこのセンターでも家族が相談に訪れた際には「借金の尻拭いはすべきでない」「DVなどがあった場合、どこに避難すればよいか」「自助グループや家族会、回復施設の説明」など必要最低限の情報は得られるようになっている。

また、センター独自のギャンブル依存症者向けプログラムを行っていたり、家族教室を開催しているところもあるので、地域のセンターに連絡を入れ、どんな取り組みで支援してもらえるのか、ぜひ確認してみていただきたい。

弁護士・司法書士

ギャンブルによる借金が発覚すると、家族は依存症問題に気がつかず、「借金の問題」と捉えてしまうことが往々にしてある。そして慌てて、当事者を引き連れて、弁護士や司法書士に借金の整理を依頼してしまう場合があるが、これはお勧めできない。

ギャンブル依存症は、家族ではなく当事者が問題に直面化し、回復に向き合わなくてはならない。だからこそ家族は、当事者の借金のプレッシャーを「このままではどうにもならない……なんとかしなくては」という動機づけに利用し、回復につなげるチャンスにするべきで、借金をすぐに整理して楽にしてしまうと、チャンスが遠のいてしまうのである。

当事者の借金は、保証人になっていない限り家族に支払いの義務はない。家族は、家族会などに参加し、借金の正しい知識や対処の仕方を身につけ、必要以上に借金を怖がらないようにしてほしい。そして家族からは当事者に対して「私は、あなたの借金を肩代わりするつもりはない。精神保健福祉センターやＧＡ（ギャンブラーズ・アノニマス）などの自助グループで、どうすればよいか相談してみたら？」といった支援先につながるような提案をし、回復への道筋を示すことをお勧めする。

自助グループ・家族会

私がギャンブル依存症に苦しむ家族に最もつながってほしいのは、この自助グループと家族会である。ギャンブルの家族向け自助グループで数が多く、世界的によく知られているのは「ギャマノン」と呼ばれる団体で、国内におよそ一七〇グループある。他には数は少ないが「ファミリーズ・アノニマス」というグループもあり、こちらはアルコール、薬物、ギャンブル、窃盗や万引き（クレプトマニア）、ゲーム、摂食障害など、どんな依存症でもその種類にこだわることなく「依存症者をもつ家族」であれば誰でも参加できる。ギャンブルとアルコール、ギャンブルと万引きなど重複した依存症者の家族には、地域にファミリーズ・アノニマスがあればそちらをお勧めする。

またここ最近では、「ＮＰＯ法人ギャンブル依存症家族の会」という家族会が立ち上がっている。現在はまだ一五県一七グループであるが（二〇一八年八月時点）、お近くに家族会があったらぜひ参加してみていただきたい。

自助グループと家族会をなぜお勧めするかと言えば、「ギャンブル依存症」と一言でくくっても、根底に抱えている問題は人それぞれなので、当事者が自分にあった、やめ続けていくためのサポート役とうまくつながればよいのだが、感情的に巻き込まれてしまう家族がこのサポート役を買って出てもうまくはいかないからである。しかしながら家族はどうしても当事者を支えたくなるし、当事者も他人に自分のことを相談したりサポートしてもらうよりも、御しやすい家族と解決策を模索したくなるものである。そして「今度こそ！」とお互いが期待しあって、年月ばかりが過ぎてしまうのである。

だからこそ、この共依存関係から脱していかねばならず、そのためには家族自身が自助グループや家族会で学び対応を変えていくことが不可欠である。経験上、家族が対応を変えられれば依存症問題は第一関門を突破したと言える。以下に自助グループや家族会の特徴について簡単にまとめる。

①ロールモデルの集まり

家族が対応を変えることは、大きな恐怖感を伴う。本人にお金を渡さなければ「闇金に追われるのではないか？」「犯罪に走るのではないか？」「自殺するのではないか？」と、最悪の事態を想像し、どうしても現状を変えていく勇気がもてなくなってしまう。しかしながら、たとえお金を渡し続けたとしても依存症は進行していき、最悪の事態が訪れるリスクは高まる。だからこそ早期介入、早期対応が重要なのである。

自助グループや家族会というのは、虐げられている人たちが、しくしくと泣きながら慰め合っているところなどでは決してない。むしろ「自分が変わることで、当事者も自分も助けることができた」というロールモデルの集まりである。勇気をもって行動した結果うまくいったという人の話をシャワーのように聞いていると、必然的に自分も変わる勇気がもてるようになるものである。

②ビッグデータが集約

自助グループや家族会には、圧倒的な情報力と経験値が集結している。日本ではあまり知られていないが、自助グループ「ギャマノン」は世界的組織であり、国内でもすでに三〇年近い歴史がある。家族会は、組織としては歴史が浅いが、ギャマノンと重複しているメンバーも多く、十分な経験値をもっている。ここにはあらゆるケースに対応してきた人たちがおり、その貴重なノウハウが集約されているのである。たとえば、ギャンブラーにお金をせびられた時の対応の仕方や逃げ方、会社を休職して回復施設に入寮する場合の会社との交渉の仕方、理解のない医者、弁護士、司法書士、行政の担当者に出会った時の対処法など、当事者を支援につなぐやり方だけでなく、ギャンブル依存症問題に関連するあらゆる事象の膨大な解決方法が伝承されている。しかも県をまたいで情報共有がされているため、地元でどうにもならなければ、「あの先生なら何とかしてくれる」「他県で何とか助けてもらう」ということもできてしまう。また地元の支援者に理解がなくても「他県はこうしてくれています！」と交渉材料として利用でき、結果として地元資源の開拓や、援助職のスキルアップにもつながっている。

③自助グループと家族会の違い

自助グループは、基本的に自己開示し自分の問題に取り組み、「自分が変わることで、問題を解決していく」というスタンスをとっている。そのため家族の自助グループも、当事者と同じ回復プログラムに取り組んでいる。しかしながら、どうしても自己開示が苦手で、人前で自分の問題を明らかにすることができないという人はいる。その点家族会は、情報共有や勉強会に主眼を置いているため、家族の手助けの入口的役割を果たし、自助グループが苦手という人たちの受け皿としての機能も担っている。

回復施設

アルコールや薬物と同じく、ギャンブル依存症者向けにも回復施設はある。最近では、回復施設に相談をする家族も増えているので、回復施設の役割にも触れておく。

回復施設というのは、ギャンブルから離れ、規則正しい生活を身につけ、集団生活のなかで自分を振り返り、改善すべき考え方のクセを見つけ出し修正したり、必要なライフスキルを身につける場所である。たとえば、「人から頼まれると嫌と言えずに仕事をどんどん押しつけられてしまう」とか、「困った時に助けを求められずに、何もかも背負いこみ結局潰れてしまう」など、自分の生きづらさを発見し改善することで、ストレスを軽減する方法を身につけ、ギャンブルを再び行わないようにすることが目的である。スタッフには、依存症からの回復者が就いており、地域の医療機関と連携している。

ギャンブル依存症者の全員が回復施設に入寮する必要もないが、経験上、こんな人は回復施設に行ったほうが結果として早道であるというタイプを参考までにあげておく。①発達障害などの重複障害がある、②犯罪をおかしている、③家族に対して執拗な脅しや暴力がある、④仕事が続かない、アルバイトなど非正規雇用の経験しかない、⑤若くして発症し、収入に見合わない大きな金額の借金を作っている、などである。

ただし、あくまでも経験値であり、絶対的なものではないので、ケースバイケースで相談しながら検討していただきたい。

当事者の相談先

ギャンブル依存症の当事者の相談先としては、やはり医療、精神保健福祉センター、自助グループ（GA）かと思う。これらを当事者が相談に行きやすい順番にあげてみても①医療、②精神保健福祉センター、③自助グループ（GA）ではないだろうか。

現在は、うつ病などの精神疾患で受診することのハードルが下がったため、「心療内科」「メンタルクリニック」などと掲げているところであれば比較的通院しやすい。私の場合も最初に夫とともに訪れたのは、街のメンタルクリニックであった。しかし医療というのは数回の通院でやめてしまう人も多い。理由はさまざまあるが、まずお金がかかるので、お金のないギャンブラーは続けられないこと、ギャンブル衝動はいつ襲ってくるかわからないが、クリニックは予約などが必要で対応にスピード感がないこと、そもそも一対一の付き合いなので、相性が悪ければそれきりであることなどがある。また上述したが、医療だけでなかなか回復できるものではなく、自助グループやカウンセラーとの連携が必要である。

次に精神保健福祉センターであるが、これはそもそも物理的な問題が大きい。県に一ヵ所～数ヵ所しかないので、遠い地域の人は通えないし、センター自体が平日の九～一七時までしかやっていないところがほとんどで、仕事をもっているギャンブラーは通うことができない。ゆえに精神保健福祉センターでは電話相談をし、地域で自分にあった支援先へ道案内してもらうことがよいのではないかと思う。ただし、先にも述べたように、近年センターでは独自の依存症プログラムを行い、時間帯も会社員が通えるよう土曜日などに開催しているところもあるようなので、自分が受けられそうな支援プログラムがないか確認してほしい。

さて自助グループであるが、もちろん当事者にも自助グループを最もお勧めするが、当事者はおそらく自助グループには行きたくない気持ちが強いかと思う。これはひとえに、自助グループが知られていないので「そんな惨めなところに行きたくないし、その人たちと一緒にされたくない」「そもそも人とかかわりたくない」「人前で話すのが苦手」といった意識が働くためだと思う。しかし自助グループというのは、誰にも批判されることなく、ありのままの自分を受け入れてくれる場所である。そして自分が回復した後は、誰かの回復のサポート役に回るのが自助グループである。それを続けることで、自尊心が回復し、居場所ができ、自分に自信がもてるようになる。そしてそこまでいけると自分を大切に思えるようになるので、回復し続けていくことができるという好循環となっている。自助グループについて先入観をもたずに、ぜひ通ってみてほしい。

（たなか・のりこ）

19 ゲイ・バイセクシュアル男性のネットワークと相談行動
――HIV・薬物使用との関連を中心に

生島　嗣　特定非営利活動法人ぷれいす東京／社会福祉学

筆者は、HIV陽性者や周囲の人たちのための対面相談に携わりつつ、生活実態などの調査活動にもかかわっている。本章では、主にゲイ・バイセクシュアル男性（トランスジェンダーを含む）を対象に実施した二〇一六年の調査[1]をもとに書かせていただく。

LASH調査の目的

本調査は、MSM（男性とセックスをする男性／Men who have Sex with Men）の出会いに関連した環境が個人の性行動や薬物使用に与える影響を明らかにし、薬物使用予防やHIV感染予防の啓発を促進するヒントを得るために実施された。

調査の広報に役立てるため、ウェブサイト「LASH.online」(Love Life And Sexual Health)を立ち上げた。このサイトは主にゲイ・バイセクシュアル男性を対象に、ＬＯＶＥライフ、性の健康、こころの健康、薬物使用などに関する情報を発信している。また、研究成果のフィードバックも行っている。ぜひ、ご覧いただきたい(http://LASH.online/)。

調査方法はインターネット調査で、ゲイ・バイセクシュアル男性向けＧＰＳ機能付きの出会い系アプリを利用する人を対象に、二〇一六年九月二二日～同年一〇月二二日に実施した。調査項目は九七問で、パートナーシップと制度利用、思春期の性の気づき、パートナーシップと性行動、関係性別の性行動と予防行動、ＨＩＶの意識、予防行動、ＨＩＶ検査行動、薬物使用の意識や行動、ストレスと対処行動、相談行動、人間関係とネットワーク、被いじめ経験、逆境体験など。単純集計はウェブにて公開している。

回答者の属性

一万五四四人が回答を開始し、七五八七人が全問を回答した。矛盾回答や重複回答などを除外し、六九二一人の回答を分析対象とした。回答者の平均年齢は三三・八歳で、一〇～三〇代が回答者の約七割を占めた。

性自認は九八・六％が男性であった。トランス男性、トランス女性、その他という回答が合わせて一・四％存在していた。セクシュアリティは九五・八％がゲイ・バイセクシュアル男性であった。性の興味の対象を聞くと、「男性だけ」という回答が八割、男女とも興味の対象という人が二割近く存在していた。

就労状況は、学生が一割強、常勤：六割、自営：一割弱、非常勤：二割弱であった。無職者は三・二％と少なかった。

居住地は、北海道・東北：八・〇％、関東・甲信越：四七・一％、北陸：一・六％、東海：九・七％、近畿：一六・七％、中国・四国：五・二％、九州・沖縄：一一・三％、海外：〇・四％と全国から回答が寄せられた。国籍は九八％が日本であった。

調査でわかったこと

男性と初めてセックスを経験した時期は、一〇歳未満：一・六％、一〇～一五歳：一四・八％、一六～一九歳：三五・五％、二〇～二四歳：三〇・七％、二五～二九歳：九・八％と二〇代までで全体の九割を超え、その後、三〇代：四・九％、四〇代以降：〇・七％であった。調査時に未経験である回答者も若年者を中心に二・〇％含まれていた。ゲイ・バイセクシュアル（トランスジェンダー含む）としての初経験の平均年齢は、性経験が二〇・一歳、友だちができたのが二一・七歳、恋人ができたのが二二・九歳であった。性行為が自己のセクシュアリティの確認行動とも重なるためか、友人や恋人関係などの関係性の構築よりも早い時期に経験している傾向がみられた。

ゲイ・バイセクシュアル男性の性的なネットワークとパートナーシップ

「現在のあなたの恋愛とセックスのイメージに最も近いもの」と質問すると、一対一のパートナー関係を重視：三九・五％、パートナーは必要だが、性生活は恋愛とは別に割り切って楽しみたい：三九・八％、パートナーは不要、性生活だけを楽しみたい：六・八％、相手に合わせるので、状況で変わる：一三・九％という回答であった。また、「国内で何らかの同性パートナーシップの法整備がされた場合、その制度を利用したいと思いますか？」という質問には、はい：四〇・一％、いいえ：一三・六％、わからない：四六・三％という回答だった。ただし、最長のパートナーとの交際期間は、三年未満が四六・一％と全体に短めで、過去につきあったことがないという回答者も一八・七％いた。

ゲイ・バイセクシュアル男性の薬物をめぐる環境要因

回答者（N＝六九二二）のうち、生涯で薬物使用経験のある人は全体の二五・四％で、バイアグラも含む、幅広い何らかの薬物を使用していた。過去六ヵ月間に限ると割合は一一・三％であった。

誰かが薬物を使用しているのを見たことがある（目撃経験）回答者は四一・四％、薬物使用を勧められたこと（被誘惑経験）がある回答者は三六・一％だった。ゲイ・バイセクシュアル男性を取り巻く環境には身

図表19-1　年代別、薬物の目撃／被誘惑／使用経験

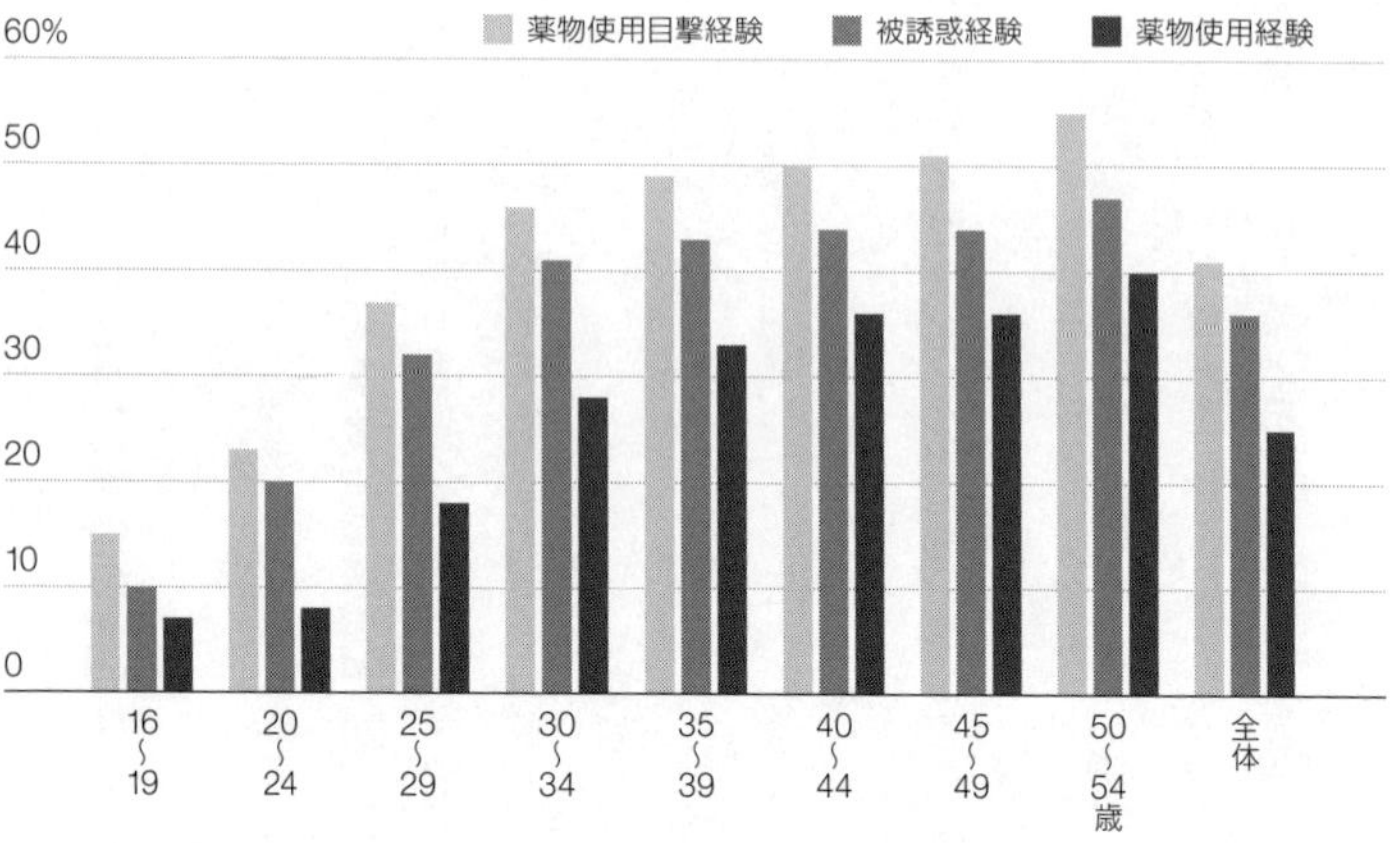

近に薬物使用が存在することがわかった［図表19-1］。

薬物使用の経験がある回答者（N＝一七五六）が使用を開始した年齢は、一〇歳未満が〇・二％（四人）、一〇～一五歳が二・八％（五〇人）、一六～一九歳が一七・八％（三一三人）、二〇～二四歳が三七・五％（六五九人）、二五～二九歳が二二・八％（四〇〇人）で、使用経験者の約八割が一〇～二〇代で薬物使用を開始していた。二〇代までの対処行動が重要であることがわかる。

使う／使わないの根底にある意識と使用に至るコミュニケーション

薬物を使用しない理由（再使用しない理由を含む）として、「違法性、危険性」の認識を九割以上の人たちがもっている。その一方で、使うとしたら

「セックスの快感を高め、痛みを軽減するため」が八割、「現実からの逃避、精神的な不安を軽減するため」が七割と性行為の場面での利用が前提となる回答が多かった。違法性を重々わかってはいるけれども、その一方でそれとは相反する薬物使用に惹かれるという文脈が見てとれた。

さらに、使用に至る経過について「初めてドラッグ・薬物を使用したときの状況は次のうちどれに近いですか？」と質問すると、「自ら望んで」は一九・九％で、「相手に誘われて」が七一・九％と最も多かった。「自分の同意がないまま（知らないうち）に摂取」（八・三％）という回答も散見され、コミュニケーションが受け身になりがちであるという課題が浮かび上がった。

ＨＩＶ検査とその背景

ＨＩＶ／エイズに関しては、ＨＩＶを身近に感じていると回答した人の割合は五五・五％で、ＨＩＶ抗体検査を受けた経験のある人の割合は六二・三％と高い受検率であった。受検者の陽性率は一一・九％（五一三／四三一三）であった。その一方で過去六ヵ月間にコンドームなしのアナルセックスを経験したと回答した人の割合は四八・六％であった。また、ＨＩＶの感染経路や予防方法に関する知識レベルは概して高かったが、治療により感染性が低減されるという知識は認知されていなかった。年齢ごとのＨＩＶ検査の受検率、受検者中の陽性率を図表19‐２に示した。

ＨＩＶ陽性と判明した場合、抗ＨＩＶ薬による治療を開始することで、周囲への感染を防ぐことがで

図表19-2　年代別、HIV検査の受検率と陽性率

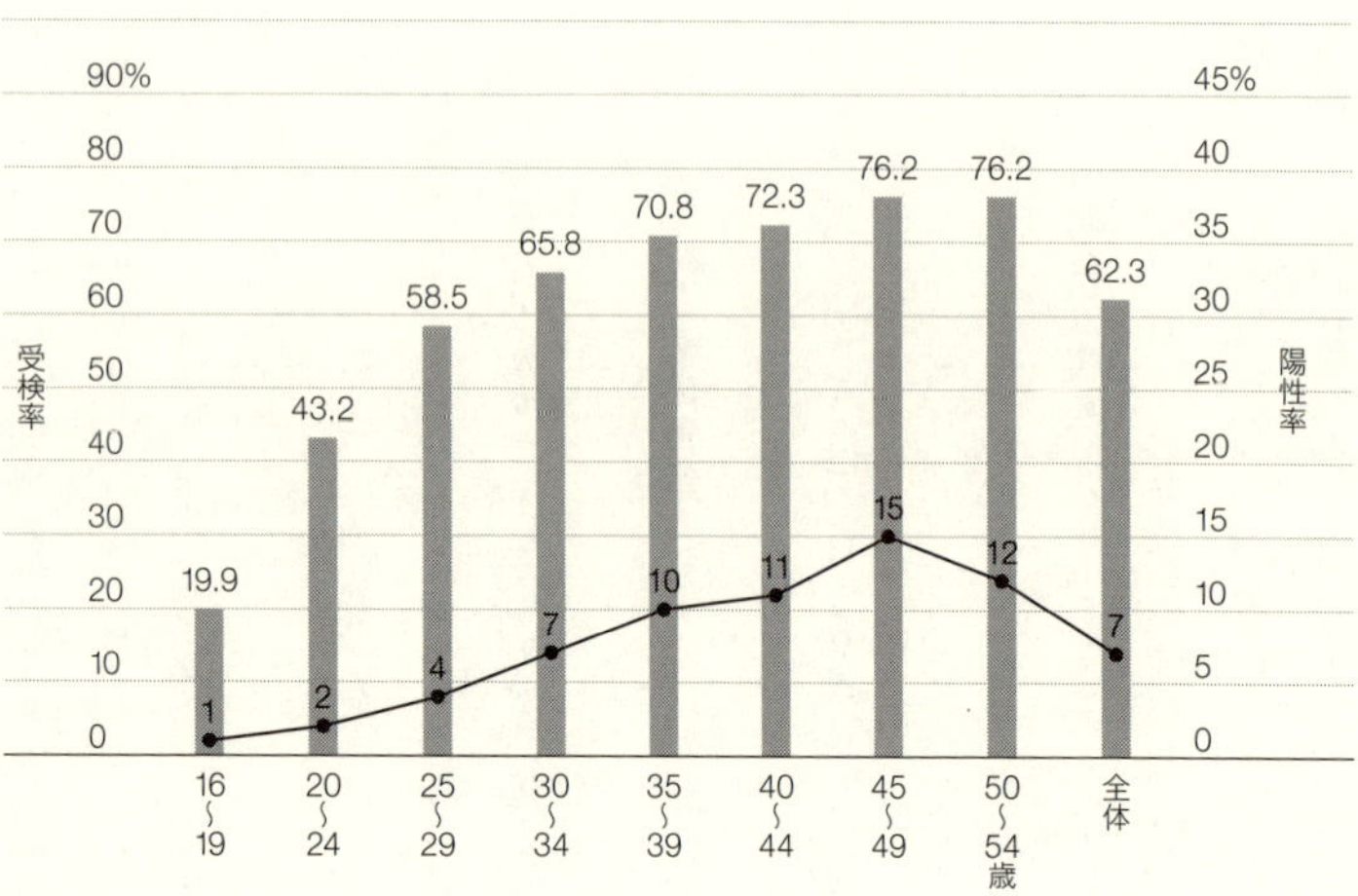

きる。こうした戦略を、Treatment as Preventionと呼ぶ。

薬物使用とHIV感染予防行動との関連
——ロジスティック回帰分析結果

過去六ヵ月間の薬物使用・経験者のうち、同時期にコンドームなしのアナルセックスを経験した割合は七二・九%で、薬物使用経験のない人の四五・五%より約一・六倍高かった。また、年齢層、教育レベル、HIVステータスで調整したオッズ比を見ると、過去六ヵ月間に薬物を使用した経験がある人は、使用していない人と比べて同時期にコンドームなしのアナルセックスを経験したオッズ比が二・九二倍（九五%信頼区間：二・四六－三・四六）高かった（$p<0.001$）。この結果から、薬物を使うことでコンドームを使用する傾向が低下すること

が明らかとなった。一方、薬物使用経験とメンタルヘルス（K6：精神健康度のスクリーニングテストのスコア）との関連は認められなかった。

小児期逆境体験と薬物使用、HIV感染の関連

また、小児期逆境体験が複数重なることで、HIV感染、薬物使用につながる傾向が強まることがロジスティック回帰分析結果から見えてきた。

本研究では、MSMの幼少時代のトラウマ歴とHIV・薬物使用の関連についても、探索的な把握と検討を行った。解析対象者六九二一人のうち、子どもの頃にいじめられた経験があると答えた人の割合は約六八％、性行為を強制された経験は一二歳以前で約一二％、思春期以降で約一五％にのぼった。

先行研究ACE Study[1]を参考にしつつ、本研究は小児期逆境体験を独自にスコア化した。図表19-3に示した八つの質問に対して、「ある／はい」と回答した質問一つにつきスコア一点とし、合計スコアを最低〇点、最高八点の範囲でスコア化を行った。

最も多いのはスコア一点のグループで（三九・五％）、八〇％以上の回答者がスコア一点以上であった。算出した合計スコアと、HIVステータス及び生涯の薬物使用経験との関連性をロジスティック回帰分析で調べた結果を図表19-4に示す。スコアが四点以上の人は、スコアが〇点の人と比べてHIVステータスが陽性であるオッズ比が一・八三倍高かった（$p<0.001$）。また、小児期逆境体験のスコアと薬物使

図表19-3　小児期逆境体験

質問	回答	スコア	集計
1. 子どもの頃に、いじめられたことがありますか?	ある(セクシュアリティと関係)	1	34.5%(2391/6921)
	ある(セクシュアリティと無関係)	1	33.6%(2327/6921)
2. 親から暴言をはかれたり、両親のDVを見ていた	はい	1	20.2%(1395/6921)
3. 親からの暴力や体罰を受けていた	はい	1	17.0%(1174/6921)
4. 親から十分な世話や関心を向けてもらえなかった	はい	1	16.2%(1122/6921)
5. 家族に、アルコールやギャンブル、薬物などの問題(依存)をもつ人がいた	はい	1	14.3%(988/6921)
6. 家族内で、自殺をした人がいる	はい	1	4.2%(294/6921)
7. 12歳以前に、年上の相手から性行為を求められたり、強制されたりしたことがある	1回	1	6.5%(449/6921)
	2回以上		5.4%(374/6921)
8. 思春期以降、自分が望まない性行為を強制されたことがある	1回	1	7.8%(537/6921)
	2回以上		6.9%(478/6921)

図表19-4　ロジスティック回帰分析結果（N=6921）

従属変数	スコア	n	HIV陽性者／薬物使用者の割合(%)	オッズ比	95%信頼区間	p値
HIVステータス	0	1327	5.2	Ref		
0：陰性／不明	1	2733	7.4	1.32	0.99-1.76	0.054
1：陽性	2	1244	6.8	1.15	0.83-1.61	0.406
	3	759	8.7	1.48	1.04-2.11	*
	4+	858	10.6	1.83	1.31-2.55	***
生涯の薬物	0	1327	17.4	Ref		
使用経験	1	2733	24.4	1.42	1.20-1.68	***
0：ない	2	1244	26.4	1.54	1.20-1.86	***
1：ある	3	759	30.6	1.85	1.49-2.29	***
	4+	858	34.6	2.24	1.82-2.75	***

オッズ比は年齢層、教育レベル、HIV ステータスで調整　*$p<0.05$　***$p<0.001$

用経験が強く関連していることが確認できた。スコアが一点の人は〇点の人と比べて薬物使用経験があるオッズ比が一・四二倍高く（p<0.001）、そのオッズ比はスコアが上がるごとに増えていた。スコア四点以上では、オッズ比は二・二四であった。

カミングアウトと相談行動

親へのカミングアウトは七割がしていない。職場や学校でも同様の傾向だ。秘密を抱えながら生活している。結婚プレッシャーに対しても、本当の理由が言えればいいのだが、説明できずにストレスを抱えてしまうこともある。K6でも一三点以上が一五・七%と、一般住民を対象にした調査と比較すると精神健康度はかなり悪い。

セクシュアリティと相談行動

LASH調査では、国民生活基礎調査（健康票）と同じ質問項目を設けている。「あなたは現在、日常生活で悩みやストレスがありますか」という質問では、一般住民男性全体の四四・〇%が「ある」と回答していた。年齢ごとで見ると、二〇〜二四歳で四一・一%が「ある」と回答していて、年齢とともに徐々に上昇し、五〇代前半では四九・三%となっていた。一方、LASH調査はネットで調査している

図表19-5　悩みやストレスをどのように相談していますか

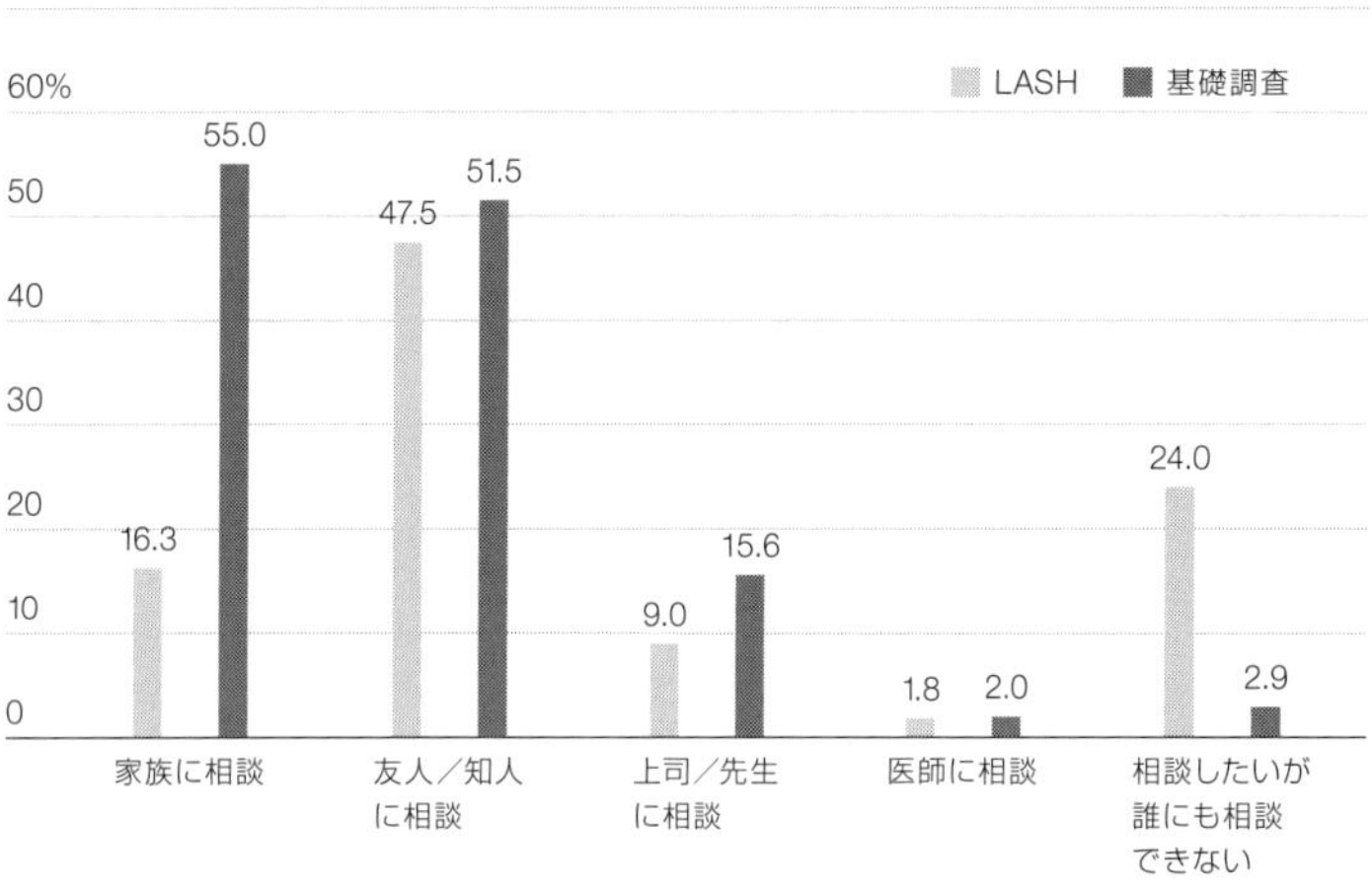

のでサンプリング方法に差はあるが、「ある」という回答が全体で九〇・八％を占めた。この傾向は、どの年齢階級でも変わらなかった。

また、「悩みやストレスをどのように相談していますか」という質問でも、両調査で大きな違いがみられた。選択肢は「家族に相談」「上司／先生に相談」「相談したいが誰にも相談できない」等であった。これもすべての年齢階級で同様の傾向がみられたが、ここでは、国民生活基礎調査（男性：一五～一九歳）とＬＡＳＨ調査（一六～一九歳）の図を示す［図表19-5］。

ＬＡＳＨ調査からは、ストレスや悩みを相談する相手が友人／知人のみで、家族ではなく、教師や職場の上司でもない、相談したいが誰にも相談できないでいる人が多く存在することがわかった。さらに、民間の相談サービス、公的な相談サービスもあまり利用されていなかった。

今後、分析を進めていく予定だが、セクシュアリティがゲイ・バイセクシュアルであることが許容されるような関係性や価値観の存在は、相談のハードルを下げる重要な鍵であると思われる。

また、虐待やいじめ経験といったなんらかの小児期逆境体験を八〇%以上の回答者が経験していた。さらに、小児期逆境体験の重複と薬物使用経験とが強く関連していることが確認できた。他の領域でも同様の影響がみられるのではないだろうか。

とくに薬物使用に関する啓発を実施する際には、コミュニケーションが受け身になりがちであること、薬物を使用する背景に過去のトラウマや逆境体験が存在するかもしれないことを理解したうえでの介入が求められる。

（いくしま・ゆずる）

岩室紳也×熊谷晋一郎×松本俊彦

IWAMURO Shinya

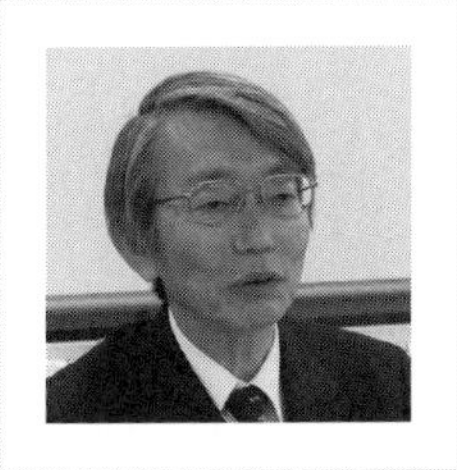

KUMAGAYA Shin-ichiro

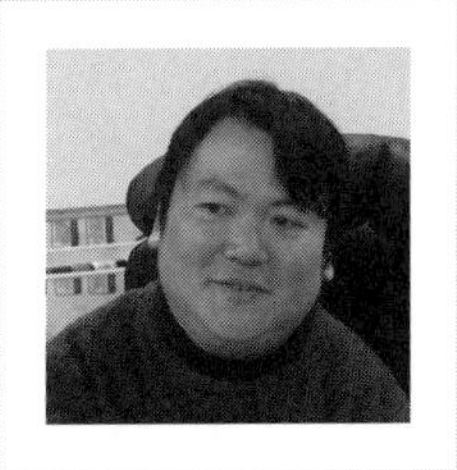

MATSUMOTO Toshihiko

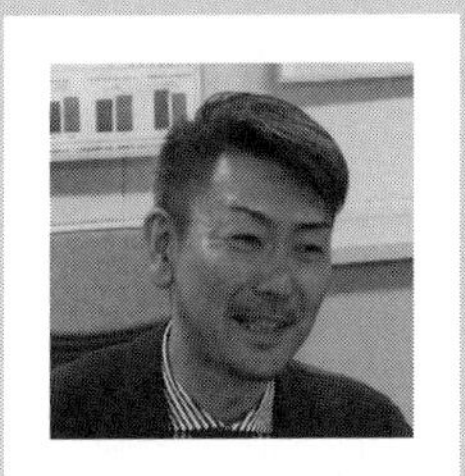

座談会「依存」のススメ——援助希求を超えて

「助けて」と言わせることの違和感

松本　『こころの科学』編集部から援助希求というテーマを投げられて、私がまず考えたのは、健康な人たちが、援助希求できない人たちに対する感度を高めることが重要だろうということでした。私はこれまで自殺予防にかかわる中で、「命の大切さを教える」といった道徳教育に居心地の悪さを感じていました。これまで大切にされてこなかった人たちに対して、今さら命の大切さを教えるなんて、嫌がらせ以外の何ものでない、と。これは私だけの感覚ではなくて、「命が大事」よりも「あなたが大事」のほうが伝わると岩室先生もおっしゃられてきたし、自殺予防に取り組んでいる人たちもそう言ってきました。

そういう中で、今度は若年者に対する「ＳＯＳの出し方教育」なるものが出てきました。これは「命の大切さ教育」よりはましかもしれないけれど、こういう教育をしたのだからその結果を出さなければいけない、結果を出せない人は訓練や努力が足りないという話になりかねない。私は「これも違う」と思ったのです。つまり、ＳＯＳが出せない人には、出せない事情があるのではないか。「出せ、出せ」というのは無理なのでないか。日頃の精神科臨床の中でも、患者さんに医療の原則を押しつけてもうまくはいきません。たとえば薬物依存症の患者さんに「頑張って薬をやめろ」と言っても、うまくいかないのです。依存症の人は恥の感情から治療にアクセスできないと考えていたり、トラウマを抱える人は「自分はダメ人間だから、助けを求めるに値しない」という心理的逆転感情をもっていることが多い。統合失調症の患者さんの中には、症状で苦しんでいても、医者にかかりたくない、薬を飲みたくない人たちがたくさんいます。

この座談会では、「『助けて』が言えない」の大御所である（笑）岩室先生、熊谷先生と一緒に、当事者の恥の感情やセルフスティグマ、そうした人たちへの支援者のかかわり方について考えていきたいと思います。まずは、お二人に自己紹介をかねて最近のお考えをお話しいただけますでしょうか。

岩室　私はへき地での診療経験を経て、泌尿器科医と公衆衛生医の二足の草鞋を履いた経験をさらに発展させるべく、みずからヘルスプロモーション推進センターを立ち上げました。厚木市立病院でＨＩＶ／エイズの診療を行う一方で、思春期世代への性教育を含め、健康づくり全般に関する啓発活動をしています。東日本大震災の被災地の支援活動や、公衆衛生の立場で自殺対策にもかかわっています。最近は熊谷先生の言葉をお借りして、「自立は、依存先を増やすこと。希望は、絶望を分かち合うこと」といろんな場所でお伝えしています。

多くの保健医療関係者が自殺対策にかかわっていますが、ほとんどの方は早期発見、早期対応の発想です。ＨＩＶ感染予防に関しても、コンドームを使おう、検査を受けようという正論ばかりが横行しています。しかし、気がついたら自殺しようと考えないようになっている、ＨＩＶに感染していないようにするという、一次予防の観点から発言されている方はほとんどいません。

自分もそうですが、みなさんはなぜコンドームを使うのでしょうか。性感染症の予防が目的ではないですよね。結婚前だと「パートナーを妊娠させちゃまずいよな」という、自己保身が大きな理由なのです。結婚後だと「今、子どもができたらまずい」と考えられるからです。なぜかを考えられることが大事なのに、「コンドームを着けなさい」と偉そうに〝正解〟を言っている自分にある時気づきました。「しなさい」という言葉はいらないぞ、と。

自殺予防にかかわる中でも、「悩んだら、相談してね」という言葉に違和感がありました。私は困った時に他者に相談したことがなかったからです。気がついたら、周りから答えになるものをもらっていたのは事実だし、自分の助けになる誰かにつないでもらっていたことも事実です。でもそれは、知らぬ間に答えをもらったり、つないでもらったりしていただけなのです。だから、「『助けて』が言えない人たちに何ができるかを考えましょう」という設定自体がおかしいのです。つまり、私が今日ここに来たのは、この本のテーマに腹が立ったからなのです（笑）。

熊谷　私は脳性まひという障害をもって生まれました。その後、小児科医となって七～八年仕事をしたのち、現在は「当事者研究」に取り組んでいます。

子どもの頃、当事者としての私は、医療のユーザーでした。当時私が受けていた治療、リハビリはどちらかというと、私をできるだけ健常者に近づけようというものでした。しかしなかなか近づけなくて困っていました。その後、世の中の考え方が大きく変わって、障害は私の側にあるのではなく社会の側にあるという「社会モデル」が登場し、それによって私は救われることになりました。

ところが、私が医療者として働き出すと、社会モデルの考え方は十分に行き渡っていないことがわかりました。職場では、患者を健常者の状態に近づけるという考え方が根強かったからです。治る病気であれば、本人が変わるというのは合理的な考えなのですが、世の中にはそのような病気ばかりではなくて、今の医療水準では健常者に近づくことが困難なものが多い。そこで、医療がみずからの限界を自覚し、医療の中に社会モデルの考え方を入れていく必要性を感じました。その中で、当事者としての経験知と専門家としての知恵をつなぐ仕事をしたいと思い、今は当事者研究というものをやっております。

先ほど岩室先生に紹介していただいたように、二〇一〇年頃から、「自立は、依存先を増やすこと」というメッセージを発信してきました。今日のテーマとかかわると思いますが、このメッセージに対して、いくつかの批判をいただいています。その中の一つは、「依存先を増やせる人はいいよね」というものです。

私のように見てすぐにわかる身体障害の場合、困っていることが周囲の人にわかってもらえます。大変なことはいくつもありますが、一度社会の中に飛び込んでしまえば、善意の人たちが手を差し伸べてくれる。つまり、自然に依存先を増やすことができます。一方、依存症などの精神障害の場合、直感的には困っていることがわかりづらい。こうした障害の場合は、社会に飛び込んでも自然に依存先が広がるわけではないし、本人たちも自分を責め、そうそう依存先を増やすことができない、というご批判です。

これに対する私の答えは、「依存先を増やす」というメッセージは当事者に向けたものではなく、社会全体に向けて発信したメッセージだ、ということです。「依存先を増やす」というメッセージが当事者に向けたものであると誤解されると、弱さをオープンにして「助けて」と言う義務が個人の側にあるといった新しい自己責任論になってしまいます。これは、本人を「助けて」と言える人間に改造する、私が否定してきた当事者に変化を強いる医学モデルであり、社会モデルとは相反するものです。

支援者が「助けて」と言えているか

松本　「自立は、依存先を増やすこと」という言葉を聞いた時、私は雷に打たれたような衝撃を受けました。なぜなら、われわれは依存症の臨床の中で、「依存はいけないこと」と考えていたところがあったからです。患者さんは、われわれよりももっと強くそう感じていて、しかも自分で決めなさい、自分で汗をかき自分の足を使いなさいと言われ続けてきた。熊谷先生の言葉は、それを根底からひっくり返すものでした。

依存症とは「依存できない病」と言ってもよいところがあります。誰にも頼れないから、モノに依存するわけです。ですから、依存症という言葉は使うのをやめたほうがいいくらいで、アメリカ精神医学会の診断名が依存症から使用障害に変わったのはその意味でよかった。患者さんの中には、内なる優生思想を抱え、自分は人に迷惑をかけてばかりいるダメな人間だと思い込んでいる人が大変多くて、それが問題をこじらせる原因となっています。

ところが支援者は、マンツーマンの面談の際にはっきり「助けて」と言ってくれない、こちらの提案に乗ってくれないと、すごく苛立つのです。とくに、「死にたい」と訴える人たちに対してはそうです。彼らは「死にたい」と繰り返し口にしながら、実は助かりたいという気持ちをもっている。ならばはっきりそうと言えばいいのに、そうしない。彼らの言動はすべてわれわれを値踏みし、振り回しているように感じられる。こちらの提案は、「やりたくない」「前にやったけれど、嫌な思いをしたから二度とやりたくない」とことごとく却下されてしまう。それで、「ぜいたく言ってんじゃねえよ」となる。こういう両価的な状況を、支援者はどう克服していったらよいのでしょうか。

岩室　公衆衛生の分野には、ハイリスク・アプローチとポピュレーション・アプローチという考え方があります。医療者や相談者は、ハイリスクの人たちにマンツーマンで対峙します。ＨＩＶの患者の中には薬物をやっている人がいますが、彼らは医者の前ではいい患者を演じたいからか、私には薬物使用の話はしたがりません。けれども、「誰か助けてくれないかな」と思っていることをある薬剤師が見抜いて、「薬を出しなさい」と言った。すると、ちゃんと薬を出してみせたのです。

何が言いたいかというと、医療機関、医療集団が、その患者を支えられる、守ることのできる社会を形成していることが重要だということです。岩室という医者の前ではいい格好をさせてあげる、でも薬剤師には薬物のことが言える。こういう社会が大事だということを支援者が理解し、自分がうまく説得できなかった事柄について、自分一人で反省するのではなく、誰か違う人につなげ、その人のところで解決に結びつく仕掛けをつくっていくことが必要ではないでしょうか。

ポピュレーション・アプローチのことを集団に対するアプローチだと勘違いしている人がいますが、実はそうではないのです。ポピュレーション・アプローチとは、集団に蔓延するリスクへのアプローチです。先の事例の場合、「薬物を使っている弱い自分をさらけ出せない」、すなわち『助けて』と言えない」というリスクに対してどうアプローチするかを考えるものなのです。

多くの支援者はハイリスクな当事者を引っ張り出すというアプローチはやっていると思います。しかし、それにプラスαして、社会全体が抱えているリスクを克服するという視点で、熊谷先生も指摘された社会モデルとして介入ができているでしょうか。自分だけで解決しようとしていて、社会全体に対しては十分働きかけていないのではないでしょうか。まずは自分自身の限界を感じ、受け止め、自分を否定するのではなく、社会の中にある異なるリソースを用いればいい。それぞれの支援者たちの中にそういう意識が必要だと思うのですが、まだまだ浸透度は低いと思います。

熊谷　当事者が依存先を増やせないと同時に、支援者自身も「助けて」が言えていない側面があると思います。医療ができる範囲は限られていて、他の部分は別の資源に依存しなければ支えられないのに、過剰な責任を医療者や支援者が抱え込むことで、イライラが募ってしまう。医療者や支援者が自分の限界を知って、他の支援者や地域社会に頼る必要があるでしょう。「助けて」が言えていないのは、当事者よりも、第一義的に支援者のほうかもしれません。

松本　精神科医療機関の中でトラウマやアディクションの治療を一生懸命やっている医師は、施設内で孤立していることが多いのです。売り上げにつながらないし、トラブルのもとだし、コメディカルの離職率を高めていると同定されるから、民間の医療機関では直接・間接に退職を勧奨されることもある。つながるという面では、他の医療機関から放り込まれた患者さん、保健所の困難例として持ち込まれた患者さんが多くて、こちらからパスを出そうとしても受け取ってもらえない。孤立無縁な状態で、バーンアウトをどう防ぐかが喫緊の課題となっています。

仲間を増やす必要があるのだけれども、そのためにはしんどい状況を耐えるための作業仮説が必要になる。作業仮説には、人を耐えさせる効果がありますからね。「自立は、依存先を増やすこと」も一つの作業仮説として、ちょっとだけ人をふんばらせる効果があります。ロジックを共有することで、仲間を増やす。その向こう側に、岩室先生がおっしゃった社会が開かれるような気がします。

気づけば助けてもらっている関係

岩室　私がＨＩＶの当事者にかかわり始めたのは一九九三年頃です。私にとってラッキーだったのは、最初の患者さんが異性間感染の日本人女性だったことです。正直に告白しますが、当時の私はゲイの方への偏見を払拭できていませんでした。川田龍平さんのような薬害感染の当事者たちが、性感染の方も自分たちも同じＨＩＶの感染者だと言っていたことに逆に刺激され、少しずつ自分の中の偏見を解消していったように思います。

また、私にＨＩＶ診療の基礎を教えてくれた先生が、「ＨＩＶに感染している当事者の方々は生活全般へのさまざまな支援を必要としているが、われわれ医療者は所詮、医療技術を提供することしかできない」と教えてくださいました。私が運営の一端を担わせていただいているＡＩＤＳ文化フォーラムでは、ＨＩＶに感染している当事者が抱えている問題を広く文化の問題として捉えることに重きを置き、さまざまな切り口から問題の本質に迫ろうとしています。熊谷先生や松本先生にも助けてもらっています。ただ、私自身「助けて」という言葉を発したり、「助けて」という言葉を意識したりしたことはないように思います。もしかしたらそれは、自分がリーダーや支援者としてＡＩＤＳ文化フォーラムを引っ張る立場ではなくてもいい世界をつくってもらえているからかもしれません。

私が言いたいのは、実は「助けて」と言えないうちに助けてもらっている関係ができあがっていることが重要ではないかということです。つまり、気がついたらつながっている関係性、依存先の存在が大事だと思うのです。残念ながら、今の世の中はそうなっていなくて、歪んだ自立や、独り立ちを強要する社会になっているのではないでしょうか。

松本　なぜＨＩＶの場合は、開かれた世界ができたのでしょう。薬物やトラウマは、ＨＩＶのずっと前からあるのに。

岩室　かつて、ＨＩＶほど怖い病気はなかったのです。排除もいっぱいありました。ＨＩＶの診療を始めた第一世代の先生たちは、ともかく必死になぐところを探し続けていました。おそらく百発撃って一発当たるかどうかだったと思います。でも、そうでもしないと、治療方法がない患者さんはいい死に方ができず、医療者のほうもパンク寸前の状態だった。

私が最初に診た患者さんは、神奈川出身なのに都内の病院に入院させられていました。地元で死にたいということで、私に依頼がきました。私は本当に素人でしたから、前の病院の主治医も看護師さんたちも「いつでも電話していいよ」と言って、お互いに関係性を作ろうとしてくれました。当時、HIVは死に至る病で、その患者さんも三ヵ月しかもたないと言われていたから、看取るぐらいはやろうというところから始まったのかもしれません。しかし、われわれの病院の看護師さんたちも、同年代の子持ちの患者さんということで親身になり、医療チームでのケアがよかっただけではなく、家族と毎日面会できたことも功を奏し、一時退院もし、最終的に二年もってくれました。HIVの場合は特効薬はなく、できる人が、できることを考え、提供し続けるしかありませんでした。しかし、患者さんが少しは元気になり、家族も喜んでくださるのを目の当たりにすることで、気がつけば「助けて」をたくさん出し合える、相互依存の関係性が上手に構築されて広がっていったのかもしれません。

薬物依存症の場合、社会に受け皿がなければ解決しないですよね。ですから、社会に受け皿を作る努力を先生方がどれだけやってきたか、お伺いしたいのです。

松本　薬物依存症の場合、専門の精神科医に自分はセカンドクラスの医者だというセルフスティグマがあります。依存症治療を看板にしている医者の数は本当に少ないのです。患者もセルフスティグマを抱えていますが、実は医者もそう。孤立するためにこの分野を選んだとしか思えない人も少なくありません。だから、あまり病院の外には出ない。実際、私がマスメディアに出ると、先輩医師たちはいい顔をせず、かえってこちらが孤立するような時代もありました。ですから、受け皿を作る努力を医者がしてこなかったのではないかと問われれば、そのとおりと答えるほかありません。

　しかし、そのおかげでダルクのような組織が全国に広がった。医者が一生懸命やっていたら、当事者の組織は広がらなかったかもしれません。当事者が外に出ていくことで、人がつながりやすくなったり、「助けて」が言いやすくなったり、「助けて」を言わなくても支援者が受け止められるようになるかもしれません。

アンチスティグマと当事者

熊谷　私は障害者の世界で、松本先生は依存症やトラウマの世界で、岩室先生はＨＩＶの世界で、それぞれスティグマと孤立の悪循環をみてきたのだと思います。孤立すると生活圏が分離されるので、周りの人たちは困っている人の実情を知らなくなり、その結果誤解が蔓延しスティグマが助長される。すると、世間のスティグマを受け取った本人の中にセルフスティグマが助長され、ますます孤立が深まる。三者三様にスティグマと孤立との悪循環の歴史をみてきたようで、互いの歴史を交換していく座談会として、とても興味深くお話を伺っておりました。
　松本先生がおっしゃられたように、スティグマと孤立状況に置かれるのは、当事者だけでなく、支援者も同じです。障害者を支援するのは、家族か施設職員に限られるという時代が長く続いてきました。今なお、重度の障害をもった一〇万人以上の人が施設で過ごしています。ただこの半世紀を振り返ると、障害者の中に、地域に入って自分たちがどのような経験をしているのかを語る人が出てきた。彼らは向かい風にさらされながらも、地域の只中で施設や家族でない依存先を粘り強く増やしていきました。
スティグマと孤立の悪循環を断ち切るためには、どこかで当事者が前に出て、地域の中で自分たちの物語を発信するというプロセスが必要なのかもしれません。当事者が発信する行為と世の中に蔓延するスティグマの関係に、私は関心があります。当事者と地域の人たちが出会うことが、蔓延するスティグマを改善するという研究がある一方で、どういう出会いの経験でもよいわけではないという研究もあります。ある文献は、異議申し立てタイプの語り——これは私が先輩方から受け継いだ語りでもあるのですが——が地域の人々に対してどれだけスティグマを抑制する効果があるかというと、十分ではない、としています。むしろ自分の経験や戸惑いを正直に語っていくほうがスティグマに対して有効である、というのです。この文献を読んだ時、依存症の当事者が回復プログラムでやっていることとの共通点に気づきました。セルフスティグマや葛藤を抱え、正直になるのが簡単でない中で、プログラムを経て回復が進むと等身大の語りができていく。個人の回復だけではなく、その語りがもつ抗スティグマ効果がグループの中で産生されているのではないかと思います。
私がかかわっている当事者研究は、運動ではなく研究ですので、データのねつ造などをしてはならない分野です。言い換えると、正直な語りが重視されます。こうした正直なタイプの語りが社会の中で表現された時に、蔓延するスティグマが減るのではないか。希望的観測になりますが、それが回り回って運動的効果を発揮するのではないかというのが、私の当事者研究の立ち位置です。

松本　マスメディアなどによるわかりやすいインパクトのある表現に負けずに、正直な語りを社会に広めていく方策はあるのでしょうか。

熊谷　先日、荻上チキさんのラジオ番組に出演したのですが、その時チキさんと当事者の語りを定期的に流す番組をやりましょうという話をしました。当事者の語りをボリュームをもって世の中に広めていくうえでメディアはとても重要な媒体です。その際、スティグマを助長するような言葉のほうが耳目を集めやすいので、松本先生、チキさん、そして上岡陽江さん（ダルク女性ハウス）たちが熱心に取り組んでいる報道のガイドラインづくりも重要です。メディアの方々の協力は欠かせません。

岩室　熊谷先生が歴史的背景を重視しながら当事者研究をやっている理由が、ストンと腑に落ちました。以前は排除することしか頭になかった社会だったのですね。一方で当事者の声を聴くことが大事だという機運が芽生えた時期に、ＨＩＶの問題がポンと出てきた。ＨＩＶの場合、医療モデルでしか考えていなかった医者に、それではうまくいかないということを、当事者、つまり社会のほうが教えてくれました。だからＨＩＶだけが特別なわけではなくて、時代の流れがそうさせたのではないでしょうか。エイズは一九八一年にアメリカで見つかった病気で、アメリカでも当事者の活動がさまざまな問題を次から次へと解決していきました。一九九四年から私の患者になったアメリカ人も、私に「一緒に考えてくれればいい」と言ってくれていました。障害者や依存症の問題も、当初と比べると、ずいぶん状況は変わってきているのではないでしょうか。

「語り」の問題でいうと、私は「コンドームはＨＩＶ感染予防に有効です」とずっと言い続け、何度もバッシングに会いました。しかし、今や教科書にコンドームの写真が載るまでになっています。おそらく社会がきれいごとを言っていてもだめだということに気がついたのだと思います。人は経験に学ぶもので、自分が経験していないことは他人ごとです。ですから、当事者に出会い、当事者の経験に学び、当事者の人となりを知ることでしか変わることは難しい。

スティグマからの解放も、スティグマをもっている自分が恥ずかしいと思うようになることでしか起こりません。私自身もかつて、ゲイに対するスティグマをもっていました。ある日ゲイの友人に、「なぜ男が好きなのか」と尋ねました。その質問への逆質問が「なぜ岩室さんは女が好きなのか」というものでした。私は答えられませんでした。それで「俺って、偏見の塊」と気づかされたのです。

支援者として育つ環境

松本　この本の読者は、医療、教育などの場で対人援助を行う立場にいる人たちが多いと思います。たとえば医師の場合、学校で学び、臨床でキャリアを積む過程で誰の背中を見て育っていくかを考えてみると、実は当事者ではなくて、同業の先輩です。そして、同僚やコメディカルの視線を気にしながら仕事をする。そのうち、先輩たちが抱えるスティグマに自己を同一化していく（笑）。とても残念ですが、これは他の支援者も同様だと思います。

スティグマの起源の一つは、教育の現場で行われている薬物乱用防止教育、つまり「ダメ。ゼッタイ。」です。そういう教育を受けて育つと、「依存症は病気かもしれないけれど、最初の一回は違法だとわかって使ったじゃないか」という目で患者さんを見るようになります。しかし当事者目線で考えれば、子どもたちに薬を勧めてくるのは、その子にとって大切な人、憧れの人、自分の存在価値を認めてくれた人であって、だからいけないことであっても、そこにしがみつくのは当たり前なのです。ところが、支援者はそういう目線に立つことできなくなってしまっている。そういう支援者が「助けてって言わなきゃダメだ」「ノーと言わなくてはダメだ」と言いながら、当事者に接している。そんな支援者の視野を広げるにはどうしたらよいのでしょうか。

ちなみに、「当事者から学ぶ」は「言うは易く、行うは難し」だと思います。私自身、二五年前ダルクの嘱託医をやった時、当事者から学ぶことができませんでした。支援者としての自分に自信がなく、当事者の前で支援者のふりをするのに精一杯でした。

岩室　そんな立派な人にならなければいけないと、どこで学んだのですか。

松本　立派な人になろうとしたわけではなくて、他の人から後ろ指をさされないようにしていただけです。

岩室　私は医者になった二年四ヵ月後に田舎の診療所に放り込まれました。その地域には、血圧が二〇〇を超える人がゴロゴロいました。「この人、血圧が高いけど、どうしようか」と聞くと、事務のお姉さんが「あの人はお姑さんと関係が悪いから、その話を聞いてあげればいいのよ」と教えてくれました。医学とはほど遠いようだけど、この方が言っていることのほうが絶対に正しいのです。診療所で何でも診なければならないのに経験も未熟で実力が伴わないというみじめな経験を繰り返し積んだために、私は人の話を聞けるようになったような気がします。最初から周囲に守られ、泌尿器科の専門医になっていたら、薬物依存症にかかわっていないだろうし、こんな座談会にも呼ばれなかったでしょう(笑)。

熊谷　私の場合、障害をもった研修医ということだけでアウェイな立場でした。研修医一年目は、同僚たちが失敗しながらも立派になっていく姿を見ながら、置いていかれるような気持ちを抱いていました。

二年目は松戸市にある民間病院で研修を受けました。そこはとても忙しい病院で、猫の手ならぬ、熊谷の手も借りなければならない状態で、まずは当直をまっとうできるように育てられました。それは私にとって大変嬉しいことでした。これでやっと一人前の医者に同一化できたという気がしたのです。もっともこれは、当事者から離れていくことであり、私にとっては際どいことでもありました。研修医一年目は、やることもなく日がな一日患者さんのそばで過ごす毎日でした。研修医の詰所みたいなところにはターミナルの子どもたちが集まっていて、タバコが減っている、酒がなくなっている。子どもたちも私も、やさぐれた感じで緩やかにつながっていた。しかし、その時のほうが当事者に近かったともいえるかもしれません。私の場合、一年目のトラウマがエンジンになって二年目の同一化への希求となって現れたような気がします。

このテーマと関連する話として、二年くらい前、「精神科医の当時者研究」を試みました。

松本　それは面白そうな研究ですね。

熊谷　なぜ精神科医は高圧的にふるまったり、患者を拘束したりしてしまうことがあるのか。医師の経験を遡っていくと、医師の中から、怖い思いをしたとか、みじめな思いをしたという語りが出てきました。患者だけでなくて、医師も傷を負っているのです。医師や支援者の側にも、スティグマの鎧を着たトラウマ後の生き延び方があるような気がします。

松本　思い当たる節がいくつもあります。コメディカルからきつい言葉をかけられたとか、先輩医師に罵倒されたという経験が、過剰な薬の投与、無用な拘束、長時間の隔離室の使用に関係していると思います。なぜ「助けて」が言えないのかと苛立つ支援者の心理の背景には、支援者自身の傷つき、職場の中の孤立があるのではないでしょうか。

岩室　なぜ私にはそれがなかったのだろうと思うのです。私が研修に出た診療所の前任者は朝一〇時から午後三時までしかいない、地域からもあまり信頼されていない七〇歳過ぎの医者でした。だからなのか、私自身が周りからきつい言葉を投げられて傷つくという経験は一度もしていません。今思い出したケースなのですが、認知症のおじいちゃんがおしっこを垂れ流して家族が困っていた。私は泌尿器科の専門医を目指していましたから、俺の出番だとばかりに膀胱に直接管を入れて差し上げました。そうしたら、このおじいちゃんは血だらけになりながら管を引っこ抜いてしまった。その場に泌尿器科医の先輩たちがいたら、「認知症の人が引き抜くのは当たり前だ。なぜそんなことをしたんだ」と怒られていたと思います。ところが、家族は一時でも垂れ流しが止まったのだからよかったと感謝してくれました。そして、次はどうしようかと家族も一緒に考えてくれました。

別のケースでは、寝たきりのおばあちゃんがいて、私は起き上がれるはずだと思いました。保健師さんたちの助けをもらい、壁に手すりを付け、リハビリを重ねたところ、杖をつきながら歩けるようになり、お孫さんの車でドライブするまでになりました。そうやって、私が一人でやるのではなく、周りの人とみんなでやるという発想が身についたのです。

公衆衛生の仕事をやって一番よかったと思うのは、目指すべきは一人ひとりのＱＯＬの向上だと熱く語る人たちがたくさんいたことです。本書の中で、高野歩さん（15章）が国連の標語“Yes to Life, No to Drugs.”を日本では後半の「ダメ。ゼッタイ。」しか訳していないのが残念だ、と書かれていますが、私もそのとおりだと思います。“Yes to Life”はまさにＱＯＬと重なるところなのです。

横断的なつながり

岩室　熊谷先生に伺いたいのですが、当事者はどうしても自分を守ろうとするところがあって、そこから排除が出てくるのではないかという気がするのですが。

熊谷　当事者運動の世界で今、運動の縦割りが問題になっています。一つひとつの運動が細分化されていって、社会を変える力になっていかない。それらをつなぎとめて、大きなうねりにしていかなればいけない。最近ではクロス・ディスアビリティといって、複数の障害をまたいだネットワークをどうやって構築していくのかがキーワードになっています。

また、どの当事者団体にも、ど真ん中にいる当事者と周辺に追いやられている当事者がいます。ですから、自分たちが誰を排除してしまっているのかに気づくことが重要です。運動団体の活動はその求心性にこそ意義があるけれど、対価として誰かをないがしろにしていないか。それを見て見ぬふりしてはいけないことに気づいた団体が集まって、クロス・ディスアビリティの枠組みを広げていかなくてはいけません。

力強い「われわれの言葉や実践」を掲げた当事者運動は必要です。そうした運動があって初めて障害者が生き延びることができたわけで、この運動を継承していかなければならない。しかしその一方で、障害者運動が「われわれではないもの」として排除してきた人々がいました。その一つが精神障害の問題や薬物依存の問題でした。さらに、運動の求心力のもとで「私の語り」を「われわれの語り」に寄せるような圧力を受け、正直さから離れてしまうことも起きます。自己以外の他者だけでなく、自己の中にある他者を排除してしまうことも起きうるということです。

私自身は、当事者研究にはクロス・ディスアビリティのプラットフォームとしての役割があるのではないかと考えています。それは当事者運動を横に貫くようなものです。当事者研究には運動にはない「違いを楽しむ」「無知の知を喜ぶ」という要素があります。知らないものと出会うことに楽しさを感じる人たちが集まる場として、クロス・ディスアビリティを実現することができないだろうか。徐々にではありますが、当事者研究という標語のもとで、身体障害と依存症との交流が始まっています。

岩室　そういう横断的なつながりはとても重要で、私がかかわっているＡＩＤＳ文化フォーラムもそこを狙っています。他の分野から学んでいくと、結局、根っこのところは同じであることに気づきます。

松本　ＡＩＤＳ文化フォーラムに最初に声をかけていただいて参加した時、これはいったい何なんだと思いました。支援者の研修会ではないし、当事者の集まりでもない。横並びすぎていて、正直面食らいました。でも、お互いのスティグマを解消していくために、こうしたものが必要なのでしょう。

アディクションの領域にはそういう横並びのつながりがありません。似たものはあるけれど、ゆるさや広がりがまだまだ足りない。だから、「文化」にはならない。「助けて」が言えない当事者や「自分がなんとかしなければ」とスティグマを強めている支援者にとって、他の分野とつながることはたしかに意味があることだと思います。

子どもへのかかわり

岩室　先ほどお話ししたように、私が診療所に勤務していた時、失敗しても、経験が浅いのだから仕方ないと、周りが承認してくれました。そして、次に何ができるかチャンスを与えてくれました。こういう社会モデルを実現していけば、気がつけば助けられているという社会になると思います。しかし、学習指導要領には「自己実現」という言葉がやたらに出てきます。学習指導要領が謳っている自己を実現するという概念と、熊谷先生が言っている「依存先を増やすこと」とは正反対のような気がします。

松本　今回、学習指導要領の中に精神保健が加わりました。それによって、健康な子どもたち、生きづらさを感じている子どもたちを含めてメンタルヘルスの問題を知ることで、相談しやすい関係ができるという期待があります。しかしその一方で、ジャージ姿の保健体育の先生が「不摂生はよくない」なんて教えても、かえって新たなスティグマを生むのではないかという不安もあって、学校の教職員の中でうつ病を経験した先生が精神保健を教えたほうがよいのではないかと思ったりします。

熊谷　自分自身を振り返ってみると、子どもの頃に、人生にはいろいろなパスウェイがあるということを知っておきたかったです。小・中・高を通じて、障害をもった先輩たちと知り合うことができず、彼らが切り開いた「けもの道」みたいなものを知る機会がなかった。私に示されたのは、舗装道路だけでした。保健体育でも、舗装道路を外れると大変だから、道路に戻るにはどうしたらいいかしか教えてもらえなかった。人生にはいろいろな生き延び方があって、活用できる資源やロールモデルにはこういうものがあるといったことを教えてもらいたかったと思います。ですから、教育の中に、当事者の語りを織り込めるといいと思います。

岩室　私は学習指導要領を読んで、すごく怖くなりました。なぜうつになるのかとか、うつになったら相談しなさいとか、舗装道路を外れたらどうしたらいいのかは教えようとしているのだけど、そもそもうつにならないためには、いろいろな人とつながって、経験に学ぶのが大切だということが教育の現場に受け入れられていない。

私が学校で性教育を行うと、先生と生徒の感想が見事に食い違います。先生たちは「われわれが言いにくいコンドームのことを教えてくれてよかった」と書いてくれます。一方、生徒たちは「自立は依存先を増やすこと」「人に頼っていい」「岩室先生はいろんな失敗をしたけれど、医者になった」と書いてきます。コンドームに関しても、「コンドームが破れて感染してしまった」「感染したことを後悔しない。自分が決めたことだから」といった当事者の経験談について、生徒たちは熱心に耳を傾けてくれます。先生たちは、自己実現することや正解を教えることを叩き込まれているものだから、つまらない感想しか返してきません。

松本　子どもたちがいろいろな人に出会えるようにするには、どうしたらいいのでしょう。

熊谷　私の共同研究者でもある森村美和子先生は、狛江市にある小学校の特別支援学級で、子どもたちの当事者研究を実践されており、困りごとをキャラクターにするなどの創意工夫をされています。その子の困りごとを解決するために、他の友だちはお助けカードをつくります。そうすると、子どもたちのなかにも、だんだんと自分の弱さを出し合い、知恵を共有し合えるような文化が生まれてきます。通常学級の子どもたちに対してのプレゼンテーションや、校長先生にもインタビューをしたりしています。「校長先生は人生の先輩だから、いろんなことを知っていると思うので、お話を聞きたいんです」と校長室でマイクを向ける。そうすると、「君はそんなに深いことを考えていたんだね」など、校長先生が子どもたちを見る目が変わります。「困った子」が、実は「困っている子」だったんだとの気づきは、スティグマを解消するきっかけになるように思うのです。できることを追求するばかりの学校ではなくて、弱さを出し合える関係、そしてそのけもの道が先輩から後輩に受け継がれていく場が学校の中にあると心強いと思います。

松本　楽しみながら弱さを出していくというのはいいですね。

熊谷　現実とは適度な距離を置いて、ごっこ遊びのような感覚で、楽しんで研究するのが大切ですね。温かい気持ちになれます。

岩室　私は自分自身の経験を含め、いろんな「失敗談」を紹介しています。「失敗してもいい」「人は失敗する存在だ」と伝えています。失敗を見せるということはまさに自分の弱さを出すということなのです。でも、「出してもいい」と言われても、出しにくいですよね。出してもらうためには、支援者自身が弱さを出していく、見せていくことが大事だし、弱さを出しても絶対に否定されない雰囲気をつくることが大事です。熊谷先生の試みはそれに成功していると思います。弱さを表出しやすい社会をつくっていきたいですね。

依存先を増やす工夫

熊谷　実は、私自身が「助けて」を言えないタイプの人間なんです。だから、自戒を込めて「自立とは依存先を増やすこと」と言っているのです。依存先を増やせる人間だったら、こういう言葉を必要としなかったかもしれません。

私は今でもセルフスティグマを抱えているという自覚があります。誰かが私に仕事をくださると、どこかで「障害を抱えている私に仕事をくれてありがとう」と考えてしまう自分がいます。見捨てられ不安とまではいきませんが、そういうビハインドな感覚があるのです。だから断れなくて、仕事が溜まっても「助けて」が言えなくて、身体が悲鳴をあげてしまう。

松本　この本の執筆者や読者は、トラウマやアディクションの現場で、総論では大切だとされながら、飛び込むのを嫌がられる支援の領域で頑張っている人たちが多いと思います。彼らは私を含めて、熊谷先生がおっしゃられたようなセルフスティグマやビハインドな感覚をもっている。支援者自身が助けを求められずに孤立し、助けを求めることができないクライエントに苛立っている。こうした支援者とクライエントの間にあるスティグマの悪循環を軽減するにはどうしたらよいのでしょう。

岩室　クライエントに一対一で向き合って解決できると思うこと自体が不勉強である――これが、私が自分の経験から学び取ったことです。大切なのは、自分の限界を認め、自分が解決できない問題を周りに投げかけて、アイデアや助けをもらうということです。それができないとすると、一対一の支援もうまくいかない。

ソーシャル・キャピタル（社会関係資本）を動員しなければ、解決しないことが非常にたくさんあります。一人ひとりの努力は貴重ですけれど、それにソーシャル・キャピタルをプラスして考えることをぜひ意識していただきたいと思います。今日は、松本先生や熊谷先生がソーシャル・キャピタルとして私の活動を底上げしてくださっていることに改めて気づかされたありがたい機会でした。

熊谷　私の場合、「助けて」と言える人はあまりいないのですが、「『助けて』って、なかなか言えないよね」と愚痴をこぼせる人はいます。その違いがけっこう大事だと感じました。

当事者研究で大切にしていることに「解決を目指さない」ということがあります。つまり、問題をシェアすることにとどめて、誰かが解決を背負わないということです。これは、運動や支援と異なる当事者研究ならではの視点だと思います。

「助けて」と言うのは、とても勇気のいることです。「助けて」という言葉は、相手に全権を委ねる、相手にアドバイスを強いる、もしかすると、「助けて」と言うことによって辱しめを受ける危険さえある、非常に障壁の高い言葉でもあります。そうではなくて、支援者が自分を振り返りながら、『『助けて』って、なかなか言えないよね」とボソッとこぼしたほうが、「そうだよね」が返ってきやすいのではないでしょうか。それをきっかけに、「どうしようか」という関係性が切り開かれる。その時点で依存先が一つ増えたことになります。ですから、愚痴の効用というか、支援者のほうから問題解決を目指すのではない、正直で無理のない気持ちを表すことが第一歩になるのでないでしょうか。

松本　この座談会は、メンタルヘルス支援の場で「助けて」が言えないという問いかけについて考えるものだったのですが、メンタルヘルスにはとどまらない広い領域に当てはまる議論ができたと思います。岩室先生からは、われわれの意識が診察室や相談室のタイマン勝負にばかり向かいがちなのに対して、もっと広くソーシャル・キャピタルを意識すべきだという言葉をいただきました。また熊谷先生からは、「助けてと言えないよね」という愚痴も依存先を増やすことにつながっているんだという、支援者やクライエントが励まされる言葉をいただきました。

とても深みのある座談会になったと思います。どうもありがとうございました。

（二〇一九年四月一〇日収録）

岩室紳也（いわむろ・しんや）

ヘルスプロモーション推進センター代表、厚木市立病院泌尿器科。泌尿器科医、公衆衛生医。一九八一年自治医科大学医学部卒業、神奈川県内の病院、診療所、保健所、県庁等を経て現職。著書に『イマドキ男子をタフに育てる本』（日本評論社）ほか。

熊谷晋一郎（くまがや・しんいちろう）

東京大学先端科学技術研究センター准教授。小児科医。新生児仮死の後遺症で、脳性まひに。以後車いす生活となる。二〇〇一年東京大学医学部卒業、千葉西病院小児科、埼玉医科大学小児心臓科での勤務、東京大学大学院医学系研究科博士課程での研究生活を経て、現職。著書に『リハビリの夜』（医学書院）ほか。

Books, 1989.
・Levine, P.A.: *In an unspoken voice: how the body releases trauma and restores goodness*. North Atlantic Books, 2010.
・Lew, M.: *Victims no longer: the classic guide for men recovering from sexual child abuse. 2nd ed*. HarperCollins, 2004.
・Ogden, P., Minton, K., Pain, C.: *Trauma and the body: a sensorimotor approach to psychotherapy*. W.W.Norton, 2006.
・Porges, S.W.: *The polyvagal theory: neurophysiological foundations of emotions, attachment, communication, and self-regulation*. W.W.Norton, 2011.
・Rothschild, B.: *The body remembers casebook: unifying methods and models in the treatment of trauma and PTSD*. W.W.Norton, 2003.
・Sanderson, C.: *Counselling adult survivors of child sexual abuse. 3rd ed*. Jessica Kingsley, 2006.

17 どうして住まいの支援からはじめる必要があるのか

1 —— 稲葉剛、小川芳範、森川すいめい編『ハウジングファースト―住まいからはじまる支援の可能性』山吹書店、2018年
2 —— 熊倉陽介、森川すいめい「ハウジングファースト型のホームレス支援のエビデンスとその実践」『賃金と社会保障』1692号、4-22頁、2017年
3 —— 中森弘樹『失踪の社会学―親密性と責任をめぐる試論』慶應義塾大学出版会、2017年

19 ゲイ・バイセクシュアル男性のネットワークと相談行動

1 —— 地域においてHIV陽性者と薬物使用者を支援する研究班「平成29年度厚生労働科学研究費補助金エイズ対策政策研究事業『LASH調査』報告書」2017年（http://LASH.online/wp/wp-content/uploads/2018/02/LASH.pdf）
2 —— 地域においてHIV陽性者と薬物使用者を支援する研究班「MSMの薬物使用・不使用に関わる要因の調査―男性とセックスをする男性向けの出会い系アプリ利用者の意識や行動に関する調査」（http://www.chiiki-shien.jp/image/pdf/H29hokoku/H29hokoku_02.pdf）
3 —— Felitti, V.J., Anda, R.F., Nordenberg, D. et al.: Relationship of childhood abuse and household dysfunction to many of the leading causes of death in adults: the Adverse Childhood Experiences（ACE）study. *Am J Prev Med* 14: 245-258, 1998.

3—— Lerner, M.J.: *The belief in a just world: a fundamental delusion*. Plenum Press, 1980.
4—— 村山綾、三浦麻子「被害者非難と加害者の非人間化—2種類の公正世界信念との関連」『心理学研究』86巻、1-9頁、2015年
5—— 内閣府男女共同参画局「男女間における暴力に関する調査 報告書」2015年
6—— 内閣府男女共同参画局「平成29年度若年層を対象とした性暴力被害等の実態把握のためのインターネット調査 報告書」2018年
7—— 齋藤梓「性犯罪・性暴力に直面した被害者心理」『法律のひろば』70巻、44-48頁、2017年
8—— 東京都教育委員会「学校における児童・生徒の自殺対策の取組—寄り添い、支え、命を守るために」2018年(http://www.metro.tokyo.jp/tosei/hodohappyo/press/2018/02/22/documents/16_01.pdf)

15 薬物問題を抱えた刑務所出所者の援助希求

1—— 法務省保護局・矯正局／厚生労働省社会・援護局障害保健福祉部「薬物依存のある刑務所出所者等の支援に関する地域連携ガイドライン」2015年(http://www.moj.go.jp/content/001164749.pdf)
2—— 法務省法務総合研究所編「平成29年版 犯罪白書—更生を支援する地域のネットワーク」2018年
3—— 松本俊彦(研究分担)「保護観察の対象となった薬物依存症者のコホート調査システムの開発とその転帰に関する研究」『厚生労働科学研究費補助金(障害者政策総合研究事業)「刑の一部執行猶予制度下における薬物依存者の地域支援に関する政策研究」分担研究報告書』2018年

16 性被害にあい、生き抜いてきた男性の支援

・アンデシュ・ニューマン、ベリエ・スヴェンソン(太田美幸訳)『性的虐待を受けた少年たち—ボーイズ・クリニックの治療記録』新評論、2008年
・グループ・ウィズネス編『性暴力を生き抜いた少年と男性の癒しのガイド』明石書店、2005年
・リチャード・B・ガートナー編(宮地尚子、井筒節、岩崎直子他訳)『少年への性的虐待—男性被害者の心的外傷と精神分析治療』作品社、2005年
・Crowder, A.: *Opening the door: a treatment model for therapy with male survivors of sexual abuse*. Brunner/Mazel Publishers, 1995.
・Dolan, Y.M.: *Resolving sexual abuse: solution-focused therapy and ericksonian hypnosis for adult survivors*. W.W.Norton, 1991.
・Gartner, R.B.: *Beyond betrayal: taking charge of your life after boyhood sexual abuse*. Wiley, 2005.
・Gartner, R.B.: *Betrayed as boys: psychodynamic treatment of sexually abused men*. Guilford Press, 1999.
・Hunter, M.: *Abused boys: the neglected victims of sexual abuse*. Lexington

12 「人は信じられる」という信念の変動と再生について

1 —— V・E・フランクル（山田邦男、松田美佳訳）『それでも人生にイエスと言う』春秋社、1993年

13 支援者の二次性トラウマ、燃え尽きの予防

1 —— Barnett, J.: Distress, therapist burnout, self-care, and the promotion of wellness for psychotherapists and trainees: issues, implications, and recommendations. 2014. (http://societyforpsychotherapy.org/distress-therapist-burnout-self-care-promotion-wellness-psychotherapiSTS-trainees-issues-implications-recommendations/)

2 —— Figley, C.R. (ed.): *Compassion fatigue: coping with secondary traumatic stress disorder in those who treat the traumatized.* Brunner/Mazel, 1995.

3 —— Freudenberger, H.J.: Staff burn-out. *J Soc Issues* 30: 159-165, 1974.

4 —— Hochschild, A, R.: *The managed heart: commercialization of human feeling.* University of California Press, 1983.

5 —— 金子多喜子、森田展彰、伊藤まゆみ他「看護師版感情対処傾向尺度の開発—尺度の信頼性・妥当性の検討」『ヒューマン・ケア研究』18巻、25-35頁、2017年

6 —— 金子多喜子、森田展彰、伊藤まゆみ他「感情労働を担う看護師のWeb版感情対処プログラムの開発」『日本ヒューマン・ケア心理学会学術集会第20回大会抄録集』126頁、2018年

7 —— Maslach, C., Jackson, S.E.: The measurement of experienced burnout. *Journal of Occupational Behavior* 2: 99-113, 1981.

8 —— McCann, I.L., Pearlman, L.A.: Vicarious traumatization: a framework for understanding the psychological effects of working with victims. *J Trauma Stress* 3: 131-149, 1990.

9 —— 大澤智子「二次受傷—臨床家の二次的外傷性ストレスとその影響」『大阪大学教育学年報』7号、143-154頁、2002年

10 —— ODNJPガイドライン作成委員会「オープンダイアローグ対話実践のガイドラインウェブ版（第1版）」2018年

11 —— Resick, P.A., Shnicke, M.K.: *Cognitive processing therapy for rape victims: a treatment manual.* Sage Publication, 1993.

12 —— 斎藤環著・訳『オープンダイアローグとは何か』医学書院、2015年

14 「助けて」が言えない性犯罪被害者と社会構造

1 —— Asukai, N., Saito, A., Tsuruta, N. et al.: Efficacy of exposure therapy for Japanese patients with posttraumatic stress disorder due to mixed traumatic events: a randomized controlled study. *J Trauma Stress* 23: 744-750, 2010.

2 —— Kessler, R.C., Sonnega, A., Bromet, E. et al.: Posttraumatic stress disorder in the National Comorbidity Survey. *Arch Gen Psychiatry* 52: 1048-1060, 1995.

2001年
・才村純『子ども虐待ソーシャルワーク論―制度と実施への考察』有斐閣、2005年
・副田あけみ『在宅介護支援センターのケアマネジメント』中央法規出版、1997年
・津崎哲郎「児童虐待対応の変遷と課題―児童相談所を中心に」『子どもの虹情報研修センター紀要』2巻、7-13頁、2004年
・山本恒雄「介入型ソーシャルワークと司法関与」『子どもの虐待とネグレクト』16巻、256-262頁、2014年

10　認知症のある人と援助希求

1 ―― 中井久夫『認知症に手探りで接近する（中井久夫10）』みすず書房、2019年
2 ―― 丹野智文著、奥野修司文・構成『丹野智文 笑顔で生きる―認知症とともに』文藝春秋、2017年
3 ―― 須坂市地域福祉計画「『須坂市地域福祉計画策定のための市民福祉アンケート』集計表」(https://www.city.suzaka.nagano.jp/contents/imagefiles/150020/files/enquete.pdf)

11　未受診の統合失調症当事者にどうアプローチするか

1 ―― Mojtabai, R., Fochtmann, L., Chang, S.W. et al.: Unmet need for mental health care in schizophrenia: an overview of literature and new data from a first-admission study. *Schizophr Bull* 35: 679-695, 2009.
2 ―― O'Brien, A., Fahmy, R., Singh, S.P.: Disengagement from mental health services. A literature review. *Soc Psychiatry Psychiatr Epidemiol* 44: 558-568, 2009.
3 ―― 荒田吉彦「保健所の有する機能、健康課題に対する役割に関する研究報告書（平成21年度地域保健総合推進事業）」財団法人日本公衆衛生協会、2010年（http://www.jpha.or.jp/sub/pdf/menu04_2_06_all.pdf）
4 ―― 廣川聖子、大山早紀子、大島巌他「生活保護受給者自立支援事業における行政と民間との連携―今後の地域精神保健アウトリーチ支援に必要な技術に関する検討」『医療と社会』22巻、343-357頁、2013年
5 ―― 小島貴子「ひきこもり当事者への就労支援」内閣府子ども若者・子育て施策総合推進室『ひきこもり支援者読本』42-54頁、2011年（http://www8.cao.go.jp/youth/kenkyu/hikikomori/handbook/pdf/1-3.pdf）
6 ―― 山本力「アイデンティティ理論との対話―Eriksonにおける同一性概念の展望」鑪幹八郎、山本力、宮下一博編『アイデンティティ研究の展望I』9-38頁、ナカニシヤ出版、1984年
7 ―― Erikson, E.H.: *Identity: youth and crisis.* W.W.Norton & Company, 1968.（岩瀬庸理訳『アイデンティティ―青年と危機』金沢文庫、1973年）
8 ―― Zerwekh, J.V.: A family caregiving model for public health nursing. *Nursing Outlook* 39: 213-217, 1991.

『平成28年度厚生労働科学研究費補助金障害者対策総合研究事業（精神障害分野）総括・分担研究報告書』83-98頁、2017年
2 —— 嶋根卓也（分担研究者）「飲酒・喫煙・薬物乱用についての全国中学生意識・実態調査」『平成30年度厚生労働科学研究費補助金医薬品・医療機器等レギュラトリーサイエンス政策研究事業総括・分担研究報告書』19-73頁、2019年
3 —— 鈴木健二、尾崎米厚、和田清他「3回の全国調査における中学生・高校生の飲酒の減少傾向」『日本アルコール・薬物医学会雑誌』42巻、138-151頁、2007年
4 —— Wada, K., Price, R.K., Fukui, S. et al.: Reflecting adult drinking culture: prevalence of alcohol use and drinking situations among Japanese junior high school students in Japan. *J Stud Alcohol* 59: 381-386, 1998.
5 —— 嶋根卓也、和田清、三島健一他「危険飲酒行動と薬物乱用リスクグループとの関連について—大学新入生を対象とした調査より」『日本アルコール・薬物医学会雑誌』44巻、649-658頁、2009年
6 —— 嶋根卓也（研究代表者）「薬物使用に関する全国住民調査（2017年）」『平成29年度厚生労働科学研究費補助金医薬品・医療機器等レギュラトリーサイエンス政策研究事業分担研究報告書』7-148頁、2018年
7 —— 法務省法務総合研究所編「平成29年版 犯罪白書—更正を支援する地域のネットワーク」2018年
8 —— National Institute on Drug Abuse: Drugs, brains, and behavior: the science of addiction. p.6, 2007.
9 —— 嶋根卓也「危険ドラッグ—夜の繁華街の若者における乱用実態」『日本臨牀』73巻、1491-1496頁、2015年
10 —— 日本ダルク本部編『TURNING POINT』日本ダルク本部、2009年
11 —— 東京ダルク出版編集委員会編『JUST FOR TODAY Ⅲ（大幅改訂版）—今日一日 薬物依存症からの回復』東京ダルク、2010年
12 —— 成瀬暢也『誰にでもできる薬物依存症の診かた』5頁、中外医学社、2017年
13 —— 梅野充、森田展彰、池田朋広「薬物依存症回復支援施設利用者からみた薬物乱用と心的外傷との関連」『日本アルコール・薬物医学会雑誌』44巻、623-635頁、2009年

9 虐待・貧困と援助希求

［引用文献］

1 —— 厚生労働省「平成28年度 児童相談所での児童虐待相談対応件数」2017年（https://www.mhlw.go.jp/file/04-Houdouhappyou-11901000-Koyoukintoujidoukateikyoku-Soumuka/0000174478.pdf）
2 —— 金子恵美「支援を求めない子どもと家庭への介入型ソーシャルワークモデルの開発—地域ネットワークに基づく多職種協働」『東洋大学大学院紀要』50巻、177-194頁、2013年

［参考文献］

・佐藤豊道『ジェネラリスト・ソーシャルワーク研究—人間:環境:時間:空間の交互作用』川島書店、

5　「やりたい」「やってしまった」「やめられない」

1―― Kobayashi, O., Matsumoto, T., Otsuki, M. et al.: Profiles associated with treatment retention in Japanese patients with methamphetamine use disorder: preliminary survey. *Psychiatry Clin Neurosci* 62: 526-532, 2008.

2―― 松本俊彦、今村扶美『SMARPP-24 物質使用障害治療プログラム』金剛出版、2015年

6　ドタキャン考

1―― 安藤孝子「研修症例 キャンセルに伴う情緒への注目と転移的理解」『精神分析研究』54巻、65-70頁、2010年

2―― Brewin, C.R., Cloitre, M., Hyland, O. et al.: A review of current evidence regarding the ICD-11 proposals for diagnosing PTSD and complex PTSD. *Clin Psychol Rev* 58: 1-15, 2017.

3―― 水谷剛司「研修症例 不安発作、抑うつを主訴とする境界性人格障害の症例」『精神分析研究』47巻、82-90頁、2003年

4―― 小野田直子「研修症例 依存対象を希求しながらも依存を拒否する女性の症例」『精神分析研究』50巻、396-402頁、2006年

5―― Sparr, L.F., Moffitt, M.C., Ward, M.F.: Missed psychiatric appointments: who returns and who stays away. *Am J Psychiatry* 150: 801-805, 1993.

6―― Soendergaard, H.M., Thomsen, P.H., Pedersen, P. et al.: Treatment dropout and missed appointments among adults with attention-deficit/hyperactivity disorder: associations with patient- and disorder-related factors. *J Clin Psychiatry* 77: 232-239, 2016.

7―― 杉山登志郎「発達障害および複雑性PTSDを呈する患者に対する新たな簡易型トラウマ処理の開発と治療実践―触覚的交互刺激を作り出すパルサーの活用を中心に」『EMDR研究』10号、48-55頁、2018年

8―― 杉山登志郎、堀田洋「発達性トラウマ障害と複雑性PTSD」『小児の精神と神経』59巻、15-23頁、2019年

9―― van der Kolk, B.A.: Developmental trauma disorder: toward a rational diagnosis for children with complex trauma histories. *Psychiatric Annals* 35: 401-408, 2005.

7　「いじめられている」と言えない子どもに、大人は何ができるか

1―― 大津市「いじめについてのアンケート【調査結果報告書】」2016年

2―― チャイルドライン支援センター「2018チャイルドライン年次報告」(https://childline.or.jp/wp/wp-content/uploads/2018/10/annualreport2018.pdf)

8　「NO」と言えない子どもたち

1―― 嶋根卓也(研究分担者)「民間支援団体利用者のコホート調査と支援の課題に関する研究」

3 「楽になってはならない」という呪い

1—— Bradshaw, J.: *Healing the shame that binds you.* Health Communications, 2015.

2—— Callahan, R.J.: *Voltmeter and psychological reversal: an authoritative presentation of vital and important information on the accurate and effective use of a voltmeter with Thought Field Therapy®.* Callahan Techniques, 2006.（http://www.tappingtherapy.com/elearning/pdf/voltmeter_pr.pdf）

3—— Callahan, R.J.: *Why do I eat when I'm not hungry*? Doubleday, 1991.

4—— Courtois, A.C., Ford, D.J.（eds.）: *Treating complex traumatic stress disorders: scientific foundations and therapeutic models.* Guilford Press, 2009.

5—— Walker, P.: *Complex PTSD: from surviving to thriving.* Azure Coyote Publishing, 2013.

6—— Gabor Maté, G.: *In the realm of hungry ghosts: close encounters with addiction.* North Atlantic Books, 2010.

7—— ベッセル・ヴァン・デア・コーク（柴田裕之訳）『身体はトラウマを記録する—脳・心・体のつながりと回復のための手法』紀伊國屋書店、2016年

8—— ジュディス・L・ハーマン（中井久夫訳）『心的外傷と回復〈増補版〉』みすず書房、1999年

9—— 宮地尚子『トラウマとジェンダー——臨床からの声』金剛出版、2004年

4 「助けて」ではなく「死にたい」

1—— 川野健治、勝又陽太郎編『学校における自殺予防教育プログラムGRIP—5時間の授業で支えあえるクラスをめざす』新曜社、2018年

2—— 末木新「自殺の危険の高い者は他者に助けを求めないか？—自殺念慮・自殺関連行動と援助要請の関連に関するレビュー」『自殺予防と危機介入』31巻、84-90頁、2011年

3—— 内閣府「平成20年度自殺対策に関する意識調査」2008年

4—— N・L・ファーブロウ、E・S・シュナイドマン（大原健士郎、清水信訳）『孤独な魂の叫び—現代の自殺論』誠信書房、1969年

5—— エドウィン・シュナイドマン（高橋祥友訳）『シュナイドマンの自殺学—自己破壊行動に対する臨床的アプローチ』金剛出版、2005年

6—— ショーン・C・シア（松本俊彦監訳）『自殺リスクの理解と対応—「死にたい」気持にどう向き合うか』金剛出版、2012年

7—— トマス・ジョイナー他（北村俊則監訳）『自殺の対人関係理論—予防・治療の実践マニュアル』日本評論社、2011年

8—— 亀山晶子、勝又陽太郎、松本俊彦他「生前に自殺関連行動のあった事例の生存時間に影響する心理社会的要因—心理学的剖検による検討」『精神医学』55巻、155-163頁、2013年

medication non-adherence in patients with first episode schizophrenia and related disorders: a prospective five year follow-up. *Pharmacopsychiatry* 40: 264-268, 2007.

13―― Velligan, D.I., Sajatovic, M., Hatch, A. et al.: Why do psychiatric patients stop antipsychotic medication? a systematic review of reasons for nonadherence to medication in patients with serious mental illness. *Patient Prefer Adherence* 11: 449-468, 2017.

14―― R・T・足立千啓「家庭生活と薬物療法―家族の立場から」『精神障害とリハビリテーション』17巻、158-162頁、2013年

15―― 公益社団法人全国精神保健福祉会連合会「精神障がい者の自立した地域生活の推進と家族が安心して生活できるための効果的な家族支援等のあり方に関する全国調査 報告書」2017年(https://seishinhoken.jp/files/view/articles_files/src/a1f6a8406fc0cd9a10fe8806593dc616.pdf)

16―― Hanzawa, S., Bae, J.K., Bae, Y.J. et al.: Psychological impact on caregivers traumatized by the violent behavior of a family member with schizophrenia. *Asian J Psychiatr* 6: 46-51, 2013.

17――Deegan, P.E.: The lived experience of using psychiatric medication in the recovery process and a shared decision-making program to support it. *Psychiatr Rehabil J* 31: 62-69, 2007.

18――山口創生、熊倉陽介「統合失調症患者における共同意思決定―新しいアプローチとシステム」『医学のあゆみ』261巻、29-36頁、2018年

19――Bissell, P., May, C.R., Noyce, P.R.: From compliance to concordance: barriers to accomplishing a re-framed model of health care interactions. *Soc Sci Med* 58: 851-862, 2004.

20――横山悦子「コンコーダンス―慢性病をもつ人のコンコーダンス」『日本保健医療行動科学会雑誌』29巻、115-118頁、2014年

2 「このままじゃまずいけど、変わりたくない」

1―― 加濃正人『禁煙の動機づけ面接法』中和印刷、2015年

2―― 北田雅子、磯村毅『医療スタッフのための動機づけ面接法―逆引きMI学習帳』医歯薬出版、2016年

3―― Miller, W.R., Rollnick, S.: *Motivational interviewing:preparing people for change. 2nd ed.* Guilford Press, 2002.(松島義博、後藤恵訳『動機づけ面接法―基礎・実践編』星和書店、2007年)

4―― Miller, W.R., Rollnick, S. : *Motivational interviewing : helping people change. 3rd ed.* Guilford Press, 2013.(原井宏明監訳『動機づけ面接 第3版(上・下)』星和書店、2019年)

参考文献

1　「医者にかかりたくない」「薬を飲みたくない」

1 —— World Health Organization: Adherence to long-term therapies: evidence for action. 2003. (http://www.who.int/chp/knowledge/publications/adherence_full_report.pdf?ua=1)

2 —— Lee, G.B., Charn, T.C., Chew, Z.H. et al.: Complementary and alternative medicine use in patients with chronic diseases in primary care is associated with perceived quality of care and cultural beliefs. *Fam Pract* 21: 654-660, 2004.

3 —— Harris, P.E., Cooper, K.L., Relton, C. et al: Prevalence of complementary and alternative medicine (CAM) use by the general population: a systematic review and update. *Int J Clin Pract* 66: 924-939, 2012.

4 —— くすりの適正使用協議会「医薬品および医療に関する意識調査 結果報告書」2010年 (https://www.rad-ar.or.jp/material/pdf/K_14.pdf)

5 —— Wade, M., Tai, S., Awenat, Y. et al.: A systematic review of service-user reasons for adherence and nonadherence to neuroleptic medication in psychosis. *Clin Psychol Rev* 51: 75-95, 2017.

6 —— Ascher-Svanum, H., Nyhuis, A.W., Stauffer, V. et al.: Reasons for discontinuation and continuation of antipsychotics in the treatment of schizophrenia from patient and clinician perspectives. *Curr Med Res Opin* 26: 2403-2410, 2010.

7 —— Hudson, T.J., Owen, R.R., Thrush, C.R. et al.: A pilot study of barriers to medication adherence in schizophrenia. *J Clin Psychiatry* 65: 211-216, 2004.

8 —— Tranulis, C., Goff, D., Henderson, D.C. et al.: Becoming adherent to antipsychotics: a qualitative study of treatment-experienced schizophrenia patients. *Psychiatr Serv* 62: 888-892, 2011.

9 —— Hartung, D., Low, A., Jindai, K. et al.: Interventions to improve pharmacological aherence among adults with psychotic spectrum disorders and bipolar disorder: a systematic review. *Psychosomatics* 58: 101-112, 2017.

10 —— 藤田大輔、佐藤さやか「薬物療法」伊藤順一郎監修、小林茂、佐藤さやか編『病棟に頼らない地域精神医療論—精神障害者の生きる力をサポートする』115-123頁、金剛出版、2018年

11 —— Day, J.C., Bentall, R.P., Roberts, C. et al.: Attitudes toward antipsychotic medication: the impact of clinical variables and relationships with health professionals. *Arch Gen Psychiatry* 62: 717-724, 2005.

12 —— de Haan, L., van Amelsvoort, T., Dingemans, P. et al.: Risk factors for

編者　松本俊彦《まつもと・としひこ》

国立精神・神経医療研究センター精神保健研究所薬物依存研究部部長。1993年佐賀医科大学卒業。横浜市立大学医学部附属病院にて臨床研修修了後、国立横浜病院精神科、神奈川県立精神医療センター、横浜市立大学医学部附属病院精神科を経て、2004年に国立精神・神経センター（現、国立精神・神経医療研究センター）精神保健研究所司法精神医学研究部専門医療・社会復帰研究室長に就任。以後、同研究所自殺予防総合対策センター自殺実態分析室長、同副センター長を歴任し、2015年より現職。2017年より国立精神・神経医療研究センター病院薬物依存症センターセンター長を併任。

主著として、『薬物依存の理解と援助』（金剛出版）、『自傷行為の理解と援助』（日本評論社）、『アディクションとしての自傷』（星和書店）、『薬物依存とアディクション精神医学』（金剛出版）、『自傷・自殺する子どもたち』（合同出版）、『アルコールとうつ・自殺』（岩波ブックレット）、『自分を傷つけずにはいられない』（講談社）、『もしも「死にたい」と言われたら』（中外医学社）、『SMARPP-24物質使用障害治療プログラム』（共著、金剛出版）、『よくわかるSMARPP』（金剛出版）、『薬物依存臨床の焦点』（金剛出版）、『ハームリダクションとは何か』（共著、中外医学社）、『薬物依存症』（ちくま新書）、『「助けて」が言えない 子ども編』（編著、日本評論社）がある。

「助《たす》けて」が言《い》えない　SOSを出《だ》さない人《ひと》に支援者《しえんしゃ》は何《なに》ができるか

2019年7月15日　第1版第1刷発行
2024年3月25日　第1版第8刷発行

編者　松本俊彦
発行所　株式会社 日本評論社
〒170-8474 東京都豊島区南大塚3-12-4
電話：03-3987-8621［販売］ 03-3987-8598［編集］
印刷所　精文堂印刷
製本所　難波製本
カバー＋本文デザイン　粕谷浩義（StruColor）

ISBN978-4-535-56379-7